Ulrich Eckardt

Edvin Maier

Skripte für die Hypnose-Praxis

1. Band

Anregungen und Ideen für Anfänger und Fortgeschrittene

Hypnosis-Praxis

http://www.hypnosis-praxis.de

2. Auflage: Januar 2012

Herstellung und Verlag:

Books on Demand GmbH, Norderstedt

ISBN 9783844804034

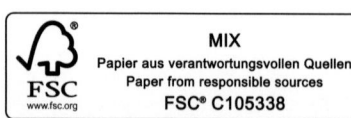

Inhaltsverzeichnis

HINWEIS	4
MAGNETISCHE HÄNDE	5
EINFACHE INDUKTION	9
AUFZUGINDUKTION	11
KONFUSION	22
HEILENDER TEMPEL	24
IMMUNSCHWÄCHE I	34
IMMUNSCHWÄCHE II	44
BERG DER VERÄNDERUNG	57
NICHTRAUCHER	75
GEWICHTSREDUKTION	91

Magnetische Hände

HINWEIS

Wie bei allen Skriptsammlungen ist darauf hinzuweisen, dass diese Skripte zur Orientierung dienen und auf keinen Fall dem Klienten monoton und gelangweilt vorgelesen werden sollten.

Dieses Büchlein dient zum Nachlesen und als Anregung für Anfänger und für Profis.

Die Schriftgröße und der Zeilenabstand wurden extra so gewählt, um das Lesen der Skripte in Sitzungen zu vereinfachen.

Magnetische Hände

Der Klient soll sich mit ausgestreckten Händen auf einen Stuhl, Sessel, Liege oder Ähnliches hinsetzen bzw. hinlegen. Dann soll er beide Hände ausstrecken, so dass sich die Handflächen gegenüber befinden und die Finger geschlossen und ausgestreckt sind. Berühren Sie nun die Innenfläche der einen Hand und erklären Sie dem Klienten, dass sich darin ein großer runder Magnet befindet. Zeigen Sie mit einer Berührung der Handfläche, wo sich der Magnet genau befindet. Wiederholen Sie diesen Vorgang mit der anderen Hand. Bitten Sie den Klienten nun seine Augen zu schließen und sich auf den Abstand bzw. die Lücke zwischen den beiden Händen zu konzentrieren.

Spüre nun die magnetische Kraft zwischen Deinen Händen und spüre, wie es immer mehr und mehr in Deinen Handinnenflächen anfängt zu kribbeln. Spüre, wie sich Deine beiden Hände immer mehr anziehen, aufgrund die Kraft der beiden starken Magnete.
Berühren Sie dabei nochmals sanft die Innenseiten der beiden Hände und sagen Sie

Magnetische Hände

Hier sind die Magnete.

Führen Sie dann die Hände des Klienten ein paar Zentimeter zusammen. Dadurch weiß der Klient nicht mehr, wie groß der Abstand ist und folgt der Bewegung unwillkürlich.

Immer stärker und stärker wird die Kraft der Magnete und immer mehr und mehr ziehen die Magnete Deine Hände näher und näher zusammen. Konzentriere Dich auf die Lücke zwischen Deinen Händen und auf die Kraft der Magnete. Vielleicht erinnerst Du Dich noch an den Physikunterricht in der Schule, als der Lehrer Eisenspäne zwischen zwei Magnete hat rieseln lassen und die Kraft der Magnete sichtbar wurde.

Atme nun tief ein und atme zweimal so langsam wieder aus. Bei jedem Ausatmen konzentrierst Du Dich nun auf Alles, was Dich belastet, und Du atmest das alles einfach aus. Alles, was Dich belastet, atmest Du bei jedem Atemzug aus ... und konzertiere Dich weiterhin auf die Kraft der beiden Magnete und die Lücke zwischen Deinen Händen ... atme tief ein und lass Alles, was Dich belastet, beim nächsten Ausatmen

Magnetische Hände

einfach aus Dir herausströmen ... spüre immer mehr und immer mehr die Kraft der Magnete und Du merkst, wie Deine Hände immer näher und näher zusammen kommen ... konzentriere Dich auf die Lücke zwischen Deinen Händen und spüre die Kraft der beiden Magnete ... dabei konzentrierst Du Dich auch auf Alles, was Du ausatmen möchtest ... Du weißt, dass wenn sich Deine Hände gleich berühren, Du Deine Hände fallen lässt ... und dabei in eine tiefe Entspannung fällst ... in eine tiefe Trance ... und wenn sich gleich Deine Hände berühren, gehst Du in eine tiefe Entspannung ... in eine Entspannung, wie Du sie noch nicht erlebst hast ... konzentriere Dich immer noch auf die Kraft der Magnete ... spüre die Kraft der Magnete, wie sie Deine Handflächen anziehen ... konzentriere Dich auf den Abstand zwischen Deinen Händen ... und wenn sich Deine Hände berühren, gehst Du tief ... immer tiefer in eine angenehme Entspannung ... bei jedem Ausatmen gehst Du tiefer und tiefer und lässt die Anspannung des Alltages und Probleme immer mehr und mehr los ...

<u>Magnetische Hände</u>

Das ganze wird sooft wiederholt bzw. abgewandelt wiederholt, bis sich die Hände des Klienten berühren und er in Trance fällt. Danach sollte noch eine Konfusion oder Fraktionierung durchgeführt werden. Diese Induktion ist eine der einfachsten und wirkungsvollsten. Sie kann vor jeder Wirkhypnose als Einleitung eingesetzt werden.

Einfache Induktion

Ich möchte Dich nun bitten Deine Augen nach oben zu rollen, gerade so, als ob Du versuchst aus einem Fenster in Deiner Stirn hindurch zu schauen. Nimm nun einen tiefen Atemzug und halte die Augen auf ... halte die Augen auf. Vielleicht merkst Du, dass die Augen anfangen zu tränen und zu brennen ... halte die Augen weiter auf ... beim nächsten Ausatmen schließt Du die Augen. Denn sie werden so schwer, dass Du sie nicht mehr aufhalten kannst und möchtest. Entspanne nun Deine Augen und Deine Augenlieder ... und tauche nun immer tiefer und tiefer nach unten in diese wunderbare Entspannung ... so ist es wunderbar ... Du machst das gut ... beim nächsten Ausatmen kannst Du Dich noch tiefer und immer tiefer sinken lassen ... in diesen wunderbaren angenehmen, ganz anderen Schlaf ... Du machst das toll ... einfach noch mehr entspannen.

Diese Induktion funktioniert wunderbar, sie ist schnell und einfach anzuwenden. Danach sollte aber unbedingt eine Fraktionierung und / oder eine Konfusion durchgeführt werden.

Aufzuginduktion

Stell Dir vor, Du stehst vor einer Aufzugstür, die aus zwei Teilen besteht ... wenn Du Dir diese Türen vorstellen kannst, dann ist das wunderbar ... wenn Du sie Dir nicht vorstellen kannst, dann ist das auch in Ordnung ... stelle Dir dann einfach vor, Du würdest die Türen sehen. Dieser Aufzug, vor dem Du stehst, ist Dein persönlicher Aufzug und Du weißt, dass eine Fahrt mit dem Aufzug eine ganz besondere Fahrt ist. Stell Dir nun die Aufzugtüren vor. Diese können, je nachdem wie Du es möchtest, aus jedem beliebigen Material sein. Vielleicht sind sie aus rostfreiem Stahl ... aus Messing ... oder aus Bronze ... oder sogar aus reinem Gold ... vielleicht sind sie reich verziert, vielleicht aber auch einfach gehalten.

Nun öffnet sich langsam die Fahrstuhltür und Du kannst einen Blick in das Innere des Fahrstuhls werfen ... wie groß ist wohl dieser Aufzug ... Du kannst ihn Dir so groß, sicher und bequem machen, wie Du es möchtest. Wie sehen die Wände aus? Sind sie aus Edelstahl oder Holz ... oder mit Stoff überzogen ... oder

Aufzuginduktion

mit einer ausgefallen Tapete? Wie auch immer die Wände aussehen, wenn Sie für Dich schön sind, dann sind sie richtig. Denn es ist Dein Aufzug.

Wie sieht der Boden des Aufzuges aus? Ist er teuer mit Marmor oder Holz belegt, oder ist er aus festem Panzerglas? In der Tat gibt es Menschen, die sich einen Boden aus Panzerglas vorstellen, damit sie während der Fahrt sehen können, wohin die Fahrt geht ... oder ist der Boden aus einem dicken weichen Teppich ... gleich welchen Fußboden Du wählst, es ist Dein Aufzug und er soll Dir gefallen.

Jetzt hast Du den Wunsch endlich die Fahrt in Deinem Aufzug zu machen und Du betrittst den sicheren Aufzug. Hinter Dir schließt sich die Tür und Du blickst auf die Stockwerkanzeige und siehst, dass Du in der 25. Etage bist. Langsam und behutsam setzt sich der Aufzug nach unten in Bewegung ... immer tiefer ... und auch Du kannst jetzt bei jedem Ausatmen tiefer und tiefer gehen.

Du weißt, je tiefer der Aufzug fahren wird, desto tiefer gehst auch Du in diese tiefe wunderbare Entspannung.

Aufzuginduktion

Mit jedem Stockwerk gehst Du tiefer und tiefer.

Du schaust auf die Anzeige und erkennst die Zahl ...

24 - Du beginnst nun Deine Kopfhaut zu entspannen ... immer entspannter wird Deine Kopfhaut und Du merkst vielleicht ein leichtes Kribbeln unter Deinen Haaren und spürst, wie sich Deine Kopfhaut mehr und mehr entspannt ... immer entspannter wird Deine Kopfhaut.

23 - Du runzelst nun die Stirn so fest Du kannst ... entspannst diese jetzt wieder ... spüre den Unterschied zwischen Anspannung und Entspannung ... spüre auch, wie sich Deine Augenbrauen und Deine Augen entspannen ... jetzt, da sich der Aufzug langsam weiter nach unten bewegt.

22 – Die Entspannung in Deinen Augen und allen Muskeln rund um Deine Augen breitet sich immer weiter in Deinem Gesicht aus und Du gehst immer tiefer und tiefer.

21 – Die Entspannung rund um Deine Augen breitet sich nun noch weiter aus ... sie fließet nun in Deine Wangenmuskeln ... Deinen Mund ... Deine Lippen ...

Aufzuginduktion

Dein Kinn ... Dein Kieferbereich. Alle diese Bereiche entspannen sich nun mehr und mehr ... und je mehr sich Deine Gesichtsmuskulatur entspannt, desto tiefer sinkst Du in diese wunderbare Ruhe.

22 – Lass einfach die Entspannung weiter zu. Immer weiter fließt diese Entspannung nun über Deinen Nacken ... Deine Schultern ... Deine Oberarme ... Deine Unterarme ... in Deine Hände, bis in Deine Fingerspitzen.

21 – Immer tiefer und tiefer fließt die Entspannung ... über Deinen Oberkörper ... Deinen Bauch ... in Dein Beckenbereich ... in Deine Oberschenkel ... Deine Waden, bis hinunter in Deine Füße und in Deine Fußzehen.

20 – Du bist nun vollkommen entspannt. Bist vollkommen ruhig und entspannt. Alle Muskeln, alle Nerven ... alle Sehnen entspannen sich immer mehr und mehr ... Du kommst in einer immer tiefere und tiefere Entspannung ... in Deine innere Ruhe.

19 – Du merkst, wie diese Ruhe und Entspannung Deinen Körper immer schwerer und schwerer und

entspannter und entspannter werden lässt, während Du immer tiefer sinkst.

18 – Deine Atmung wird sanft, immer ruhiger und ruhiger, so wie der flüsternde Atem eines Babys ... immer sanfter und ruhiger wird Deine Atmung ... ruhig und sanft ... und immer tiefer und tiefer gehst Du in diese wunderbare angenehme Entspannung.

17 – Du spürst diese Schwere, die Deinen Köper durchzieht ... vom Kopf über Deinen Nacken ... Deine Schulter ... Deine Arme ... Deine Hände ... Deinen Oberkörper ... Dein Becken ... Deine Oberschenkel ... Deine Waden ... Deine Füße bis in die Zehen ... Dein ganzer Körper ist einfach nur noch schwer ... Du fühlst Dich ruhig und friedlich.

16 – Alles um Dich herum wird immer unwichtiger und unwichtiger ... um Dich herum wird Alles unwichtiger und unwichtiger ... Geräusche von außen helfen Dir nur noch tiefer und tiefer zu gehen in diese wunderbare Ruhe, in diesen ganz anderen Schlaf.

15 – Nichts kann Dich nun mehr stören ... kein Geräusch ... noch das Klingeln einer Kirchenglocke ...

noch das Rufen von Menschen draußen auf der Straße ... Du bist vollkommen ruhig und entspannt.

14 – Du hörst nur noch meine Stimme und die wunderschöne Musik im Hintergrund. Und mit jedem Wort von mir gehst Du tiefer in diese wunderbare Entspannung.

13 – Du weißt, dass Du mit dem nächsten Stockwerk zweimal so tief sinken kannst und wirst, als bisher. Mit dem nächsten Stockwerk, mit der nächsten Zahl, sinkst Du zweimal so tief als bisher.

12 – Zweimal so tief sinkst Du nun mit dieser Zahl in diese tiefe ... tiefe ... Trance ... lässt Du Dich immer tiefer und tiefer sinken.

11 – Probleme des Alltags kannst Du mit dem nächsten tiefen Ausatmen einfach von Dir fallen lassen. Lass einfach alle Probleme des Alltages beim nächsten Ausatmen einfach von Dir fallen und gehe dabei tiefer ... immer tiefer ... und immer tiefer.

10 – Nichts kann Dich nun mehr stören. Du hörst ausschließlich meine Stimme und die Hintergrundmusik. Bei jedem Takt der Musik sinkst Du

tiefer und tiefer in diese wunderbare Ruhe, in diesen wunderbaren ganz anderen Schlaf.

9 – Lasse langsam Deinen Geist Deinen Körper nach Überresten von Spannung und Stress durchsuchen, damit Du bei der nächsten Zahl Deinen Stress und Deine Spannung weiter abfließen lassen kannst.

8 – Du atmest tief ein und lässt beim Ausatmen alle Spannung und Stress, den Du gefunden hast, einfach los. Den ganze Stress und all die Spannungen, mögen sie auch noch so klein sein, atmest Du jetzt einfach aus.

7 – Dein Körper ist nun so entspannt, wie er noch nie zuvor entspannt war. Du fühlst Dich wohl und geborgen und sicher.

6 – Alle Gedanken, die aufkommen, sind in Ordnung und Du lässt sie einfach hinter Dir in diesem Stockwerk und fühlst Dich vollkommen wohl und befreit.

5 – Nichts kann Dich mehr stören. Alles um Dich herum ist nun völlig unwichtig. Du hörst nur noch meine Stimme und die Hintergrundmusik. Du bist vollkommen entspannt ... tief schläfst Du nun ... diesen ganz anderen Schlaf.

Aufzuginduktion

4 – Du gehst jetzt noch tiefer ... noch viermal so tief als bisher ... viermal so tief ... und immer tiefer.

3 – Du wirst eins mit der Liege, auf der Du Dich befindest, wirst vollkommen eins mit ihr ... Dein Körper wird immer schwerer und schwerer ... Du wirst vollkommen eins mit der Liege, auf der Du Dich befindest ... wirst vollkommen entspannt ... und immer schwerer.

2 – Gleich bist Du unten angekommen ... ganz tief ... und Du freust Dich auf das, was Dich gleich erwarten wird ... voller Vorfreude auf die Veränderungen, die Dir dieser angenehme ganz andere Schlaf schenken wird ... gibst Du Dich der angenehmen Schwere und Ruhe einfach hin.

1 – völlig zufrieden und schwer kannst Du es nun kaum erwarten, dass sich die Türen endlich öffnen. Du bist bereit für Veränderungen, die Dir diese Ruhe schenken wird.

Du bist zufrieden und als sich Deine Türen öffnen, dringt wie ein goldener Strahl warmes und schützendes Licht in Deinen Aufzug. Die Türen öffnen sich immer weiter und weiter, und mehr und mehr Licht erhellt das Innere. Du schaust aus dem Aufzug hinaus und Du siehst vor Dir einen wundervollen Garten und darüber diesen schönen, strahlendblauen Himmel ... gefüllt mit kleinen weißen hübschen Wolken ... am Horizont berührt der Himmel das Blau des Ozeans ... es ist eine wunderschöne Szene, ein Bild, wie Du Dir schon immer den Blick auf das Meer vorgestellt hast. Alle Pflanzen, Blumen, der Rasen des Gartens, das Meer und der Himmel leuchten in den klarsten und kräftigsten Farben.

Gehe jetzt aus dem Aufzug in den Garten. Mit jedem Schritt spürst Du mehr und mehr die angenehme Wärme der Sonne auf Deiner Haut. Du fühlst Dich wohl und sicher in dieser angenehmen Umgebung ... über Deine Haut streicht jetzt eine leichte Brise, ganz weich und sanft und kühlend. Du spürst auch bei jedem Schritt den weichen Rasen unter Deinen Füßen ... Du schlenderst darüber wie auf Plüsch ... Du bist in diesem wunderschönen Garten ... es gibt keine Insekten ... nur

Aufzuginduktion

lustig bunte Schmetterlinge, die zwischen den schönen Blumen hin und her fliegen ... Du erkennst in der Nähe einen kleinen Wasserfall, dessen Wasser sanft nach unten in ein Bächlein fließt ... das Wasser rinnt über wunderschöne runde Steine unter der Wasseroberfläche ... alles ist so ruhig und das Plätschern des Wassers entspannt Dich mehr und mehr und Du gehst tiefer und tiefer in diese wunderbare Entspannung.

Du schaust Dich um und in Dir wird der Wunsch immer größer Dich in das weiche grüne Gras zu legen. Denn Du bist müde ... sehr müde ... immer müder ... Du bemerkst, wie sich diese Müdigkeit immer mehr und mehr in Dir ausbreitet ... Du legst Dich nieder in das zart duftende Gras ... Deine Augenlieder werden schwerer und schwerer ... Du hast den Wunsch Deine Augen zu schließen, um zu träumen ... Du lässt Deinen Körper schwer zurück und beginnst diesen ganz anderen Schlaf zu schlafen ... und zu träumen.

Das Tor zu Deinem Unterbewusstsein öffnet sich nun und Alles, was ich Dir sage, dringt tief in Dein

Unterbewusstsein ein und verankert sich dort, weil Dein Unterbewusstsein dies so will.

Konfusion

Du schließt die Augen und Du bist Dir allem bewusst, und doch bist Du Dir nichts bewusst. Du hörst mit Deinem Unterbewusstsein zu, während Dein Bewusstsein weit, weit weg ist, an einem anderen Ort verweilt und nicht zuhört. Dein Bewusstsein ist weit, weit weg und hört nicht zu. Dein Unterbewusstsein ist wach und hört ... hört alles, während Dein Bewusstsein völlig entspannt ist und sich geborgen fühlt.

Du kannst Dich komplett entspannen, denn Dein Unterbewusstsein beschützt Dich ... und wenn Du das bemerkst, lässt Du Dein Unterbewusstsein einfach zuhören ... Dein Unterbewusstsein weiß und weil Dein Unterbewusstsein weiß, Dein Bewusstsein muss nichts wissen und kann weiter den ganz anderen Schlaf schlafen und muss sich nicht darum kümmern, während Dein Unterbewusstsein hell wach ist.

Du hast so viel Potential in Deinem Unterbewusstsein, welches Du nicht in Deinem Bewusstsein hast ... Du kannst Dich mit Deinem Unterbewusstsein an all das erinnern, was passiert. Aber Du kannst Dich nicht mit

Deinem Bewusstsein daran erinnern. Du kannst einfach und schnell vergessen. Und beim Vergessen von bestimmten Dingen kannst Du Dich an andere Dinge wieder erinnern ... erinnere Dich an das, woran Du Dich erinnern sollst, und vergiss das, was Du vergessen kannst. Es spielt keine Rolle, wenn Du vergisst, Du musst Dich nicht erinnern ... Dein Unterbewusstsein erinnert sich an all das, was Du wissen musst, und Du kannst Deinem Unterbewusstsein zuhören und Dich erinnern, während Dein Bewusstsein schläft und vergisst.

Lasse Deine Augen geschlossen und höre mit Deinem Unterbewusstsein ganz aufmerksam zu, während Dein Bewusstsein weit, weit weg ist, in einem anderen Land in einer anderen Zeit.

Und Du hörst mir immer weiter zu, mit Deinem Unterbewusstsein, Dein Bewusstsein schläft immer tiefer und tiefer und tiefer und tiefer. Lass Dein Bewusstsein weiter schlafen und lass Dein Unterbewusstsein mir weiter zuhören.

Heilender Tempel

Du stehst auf einer breiten Anhöhe und siehst nun den großen Tempel der Heilung vor Dir im Tal liegen,... der Tempel, der so kraftvoll, beeindruckend und mächtig ist, liegt einladend vor Dir. Intuitiv weißt Du, dass dieser Tempel ein ganz besonderer Tempel ist. Es ist DER Tempel der Heilung, der kraftvollste Tempel seiner Art. Obwohl Du noch weit vom Tempel entfernt bist, spürst Du jetzt schon die enorme heilende Kraft aus dem Inneren. Je tiefer Du in Richtung des Tempels herabsteigst, desto intensiver spürst Du diese Kraft aus dem Inneren. Du steigst tiefer und tiefer hinab ... hinunter, tiefer und tiefer zu Deinem Tempel ... bei jedem Schritt spürst Du mehr und mehr die immer stärker werdende innere Kraft ... Du fühlst Dich angenehm und wohl ...

Du näherst Dich mehr und mehr der großen Pforte des Tempels, dem Eingang ... Du stehst jetzt vor der Pforte und voller Erwartung und voller Neugierde klopfst Du selbstbewusst und voller Elan deutlich hörbar an diese,

die sich daraufhin langsam und behutsam öffnet.
Gehe nun hinein in das Innere. Du siehst die alten
erfahrenen Priester und Heiler in einem Kreise stehen.
Sie warten auf Dich und sie sind nur für Dich da, um
Dich jetzt mit all ihrer Erfahrung und mit der Kraft des
weißen Lichtes zu heilen …. hier im Inneren … das
Innere kommt Dir seltsam vertraut vor … es ist gerade
so, als ob Du früher schon mal hier warst und dann den
Weg zu dem inneren Tempel vergessen hattest … es
spielt aber keine Rolle, ob Du den Weg kennst oder
nicht. Viel wichtiger ist, dass Du es weißt, und es
einfach nur weißt, ohne es wirklich wissen zu müssen …
Du wirst Dich einfach daran erinnern können, an den
Weg zum Tempel, immer wenn Du es möchtest.
Die Priester und Helfer schauen konzentriert in den
Himmel. Du folgst ihren Blicken und Du erkennst, wie
ein großer weißer Ring aus Nebel über Dir entsteht,
wie aus Watte, wie eine Wolke, genau über der Mitte
des Tempels … und während er sich dort bildet, fängt
der Nebel an sich um die eigene Achse zu drehen. Erst
langsam und dann schneller und immer kraftvoller, so

Heilender Tempel

als würde er sich mit Energie und Kraft vollsaugen ... immer wieder wechselt er die Farbe des Ringes zwischen den einzelnen Regebogenfarben hin und her, um ihn dann wieder in weißer Farbe erstrahlen zu lassen ... immer schneller und schneller wechseln sich die Farben jetzt ab. Der Ring rotiert immer stärker ... mehr und mehr Kraft und Energie ... immer mehr und mehr Kraft und Energie konzentriert sich in der Mitte des Ringes und Du weißt, dass gleich etwas Wunderbares passieren wird, dass Deinem Körper so viel an positiver Veränderung und ganz viel Gesundheit schenken wird.

Du siehst, wie sich ein sanfter und kraftvoller Lichtstrahl aus dem Ring heraus langsam auf den Weg zu Dir herunter macht und wie er das Innere Deines Tempels mehr und mehr erhellt. Langsam, behutsam kommt der Lichtstrahl aus heilendem weißem und buntem Licht immer tiefer und berührt Dich jetzt sanft an Deinem Kopf. Du spürst, wie dieses kraftvolle, heilende und farbenfrohe Licht langsam über Deinen Kopf in jede willkommene Zelle und Faser Deines

Körpers dringt. Erst über Deinen Kopf, dann in Deinen Nacken, Deine Schultern, Deine Oberarme, Deine Unterarme, bis in Deine Fingerspitzen....

Das Licht strömt nun auch in Deinen Oberkörper, in Deinen Bauch, Deinen Beckenbereich, Deine Oberschenkel, Deine Unterschenkel, in Deine Füße, bis in Deine Zehenspitzen.

Du spürst diese kraftvolle heilende Wirkung in Deinem ganzen Körper. Jede willkommene und gute Zelle, jeder Faser Deines Körpers werden von diesem heilenden pulsierenden Licht erfüllt.

Das heilende Licht löst dabei alles Negative, was Dich belastet, aus Deinen Zellen und aus Deinen kleinsten Fasern heraus ... und Du spürst, wie all das Negative einfach aus Deinen Fersen und aus Deinen Handflächen in einer graubraunen Brühe heraus fließt und in der Kanalisation des Tempels für immer versickert. Wie eine braungraue Brühe fließt alles Negative aus Deinem Körper, aus Deinen Fersen und Deinen Handflächen heraus. Alles Negative strömt in einer graubraunen Brühe einfach aus Dir heraus ... in die Kanalisation des Tempels. Alle Sorgen, alle Ängste, alles was Dich belastet hatte, fließt nun in einer graubraunen Brühe einfach aus Dir in die Kanalisation des Tempels. Alles, was Dich belastet hatte, gleich ob seelischer oder körperlicher Natur, wird von dem pulsierenden und heilenden Licht einfach aus Dir herausgedrängt. Alle seelischen und körperlichen Wunden und Narben fangen an zu heilen. Du spürst die enorme, kraftvolle Heilung. Immer mehr spürst Du diese wunderbare Heilung. Überall in Deinem Körper verbreitet sich das pulsierende Licht ... die pure Heilung.

Und JETZT merkst Du, wie Deine innere Energie vom heilenden Licht gestärkt und Deine Selbstheilungskräfte aktiviert werden. Dein Unterbewusstsein, das heilende Licht und Deine eigenen Selbstheilungskräfte verbünden sich und heilen Dich mit einer unvorstellbaren Kraft und Geschwindigkeit. Es gibt nur noch Heilung. Überall werden willkommene Zellen und Fasern Deines Körpers mit der Kraft wie von drei Wasserkraftwerken ausgestattet. Du spürst, wie die Allianz aus Unterbewusstsein, heilendem Licht und Deiner eigenen inneren Heilkraft alle Deine willkommen Zellen und Fasern stärkt und Alles, was zu heilen ist, beginnt zu heilen. Alte Wunden, gleich ob seelischer oder körperlicher Natur, heilen immer schneller und schneller. Und Du wirst Dich selbst wundern, dass Deine eigene Heilung auch dann weiter gehen wird, wenn Du aus diesem wunderbaren Schlaf erwachen wirst. Die Heilung wird immer und stets in Dir aktiv bleiben.

* * * *

Der Klient kann nachfolgenden Abschnitt ca. 10 Min. bis 20 Min. immer und immer wieder abgewandelt suggeriert bekommen. Sie können auch die Suggestionen aus „2. Band - Skripte für die Hypnose-Praxis – ISBN 9783842382107" an dieser Stelle einbinden.

Überall wo vorher Probleme, Ängste, Sorgen, also negative Gedanken und negative Energie, vorhanden waren, ist nun nur noch heilendes Licht. Dein ganzer Körper ist nun mit heilendem Licht gefüllt. An den Stellen, an denen vorher Probleme und negative Gedanken waren, ist nun kraftvolles heilendes Licht. Wunden, Narben, gleich ob körperlicher oder seelischer Herkunft heilen JETZT. Geschädigte und desorientierte Zellen werden angegriffen und eliminiert. Überall ist nun Heilung. Das Licht und Deine eigene Heilkraft schenken Deinen gesunden Zellen, gesteuert von Deinem Unterbewusstsein, so viel an Kraft und heilender Energie.

Du wirst Dich, Deine Bekannten, Deinen Lebenspartner mit einer so schnellen Heilung Deiner Wunden / Hautprobleme überraschen.

Deine gesunden Zellen und willkommen Zellen werden von Deinem Unterbewusstsein unterstützt, weil Dein Unterbewusstsein dies so will. Keine Krankheit, keine Narbe, kein Schmerz können der geballten Kraft der Allianz aus dem heilenden Licht, Deinen Selbstheilungskräften und Deinem Unterbewusstsein trotzen. Überall ist in Deinem Körper nur noch reines Licht, heilendes Licht ... nur noch reine kraftvolle Heilung ... überall.

* * * *

Du schwimmst im Fluss der puren Heilung, überall Heilung ... leicht schwimmt es Dich im Fluss der puren, reinen Heilung ... so leicht wie eine Feder ... Du erblickst nun auch einen Spiegel unter Dir, in dem Du Dich siehst, wie Du immer gesünder und gesünder wirst. Immer mehr Heilung erfährt Dein Körper und im Spiegel kannst Du sogar erkennen, wie Deine Organe von der kraftvollen Heilung erfasst und geheilt werden.

Das heilende Licht hat Deinen Körper nun vollständig erfüllt und all Deinen gesunden und willkommenen Zellen so viel an Kraft und Heilung geschenkt und alles Negative aus Dir herausgespült. Jetzt merkst Du, wie das heilende Licht auch über Deinen Körper, über Deine Haut fließt. Langsam wird vom Kopf her jede Stelle Deines Körpers von dem heilenden Licht bedeckt. Immer kraftvoller wird diese Schutzschicht aus heilendem Licht. Diese Schutzsicht fühlt sich leicht und samtig oder seidig an und doch weißt Du um die Kraft dieses Schutzmantels. Der Schutzmantel, so leicht und flexibel er auch ist, so kraftvoll ist er. Er ist so kraftvoll und beschützt Dich. Du weißt, dass der Schutzmantel nichts Negatives von außen zu Dir durchdringen lassen wird. Alles Negative wird von nun an wie eine Glaskugel an einem großen Felsen an Deinem Schutzmantel einfach zersplittern und in tausend Scherben zu Boden fallen. Du bist erleichtert, da Du nun weißt, dass nichts Negatives mehr zu Dir dringen kann. Denn der Schutzmantel aus kraftvollem Licht wird Alles, was Dich belasten möchte, einfach wie Glas an einem Felsen zerspringen lassen, ohne dass Du Energie dafür aufwenden musst.

In diesem zufriedenen glücklichen Zustand gehst Du, ja fast erleichtert schlendernd, aus diesem alten antiken heilenden Tempel.

Dies ist eine hochwirksame Suggestion, die Du nun tief in Deinem Unterbewusstsein abgespeichert hast. Diese Suggestion, auch wenn sie noch so einfach war, hat sich tief in Deinem Unterbewusstsein verankert und wird dort stets aktiv bleiben. Die Suggestion wird jede Nacht unbemerkt von Deinem Schlaf dreimal von Deinem Unterbewusstsein ausgeführt, während Du tief und fest schläfst. Ab sofort wird diese Suggestion jede Nacht, wenn Du tief und fest schläfst, unbemerkt in Deinem Schlaf von Deinem Unterbewusstsein wiederholt.

Immunschwäche I

*Vor dieser Hypnose sollte der „Heilende Tempel"
durchgeführt werden.*

Jetzt, da Du vollkommen entspannt auf der Liege / Wiese / Strand liegst und mit jedem Atemzug immer tiefer und tiefer sinkst ... möchte ich über Anspannung, Angst und Furcht sprechen und Du wirst mir aufmerksam zuhören ... Du wirst erkennen, wie überflüssig diese Gefühle sind und wie Du diese selbst beseitigen kannst ... wenn Du Dich bei einer Erkältung niedergeschlagen fühlst, dann fühlst Du Dich normalerweise auch sehr unwohl ... unwohl, weil Du nicht arbeiten gehen kannst, den Haushalt oder die Gartenarbeit nicht machen kannst, ... oder weil Du keine Energie hast, um die täglichen Arbeiten zu erledigen, ... oder weil Du im Bett mit Fieber liegen musst oder vielleicht ist ein ganz anderer Grund, weswegen Du Dich unwohl fühlst ... es ist so, als würdest Du gegen eine Wand laufen und nicht vorankommen ... gegen eine Wand, die Dich immer und immer wieder umwirft ... eine Erkältung ist also ziemlich unangenehm.

Das gleiche gilt für Furcht, Angst, Anspannung und Stress ... diese Gefühle sind auch unangenehm und Du fühlst Dich unwohl, wenn diese Gefühle aufkommen ... Du bist dann vielleicht verspannt oder bist voller Angst zur Arbeit zu gehen, ... nach Hause zu kommen oder alleine zu sein ... Deine Leistungsfähigkeit sinkt enorm und es kann zu Spannungen und Streitereien zu Hause oder am Arbeitsplatz kommen ... Dein Tag fühlt sich dann von Anfang an schrecklich an.

Anspannung ist das Gegenteil von Entspannung ... und wenn Anspannung und Nervosität unsere Energie auffressen und uns schwächen, dann sind wir abgeschlafft und müde und hoffen, dass der Tag schnell vorübergeht ... diese emotionale Anspannung zehrt an unseren Kräften und raubt uns unsere Energie ... die Kraft und die Energie, die wir eigentlich für die Herausforderungen des Lebens benötigen ... sind wir jedoch ängstlich, neigen wir dazu depressiv und niedergeschlagen zu werden und erzeugen dann noch mehr Spannungen und Ängste. Es entsteht ein Teufelskreis.

Anspannung, Angst und Furcht sind unangenehme Gefühle, ... ebenso wie eine Erkältung ... vielleicht ein wenig mehr. Anspannung, Angst und Furcht sind aber noch für andere unangenehme Dinge verantwortlich, die im wesentlichen Krankheit und Leid mit sich bringen ... unser Immunsystem kann seinen Aufgaben nicht richtig nachkommen, wenn es permanent mit negativer Energie bombardiert wird.

Dein Körper reagiert automatisch auf all Deine Gedanken ... denkst Du einen angenehmen, schönen Gedanken, ... dann lächelst Du ... denkst Du einen melancholischen Gedanken, ... dann fühlst Du Dich traurig ... denkst Du einen bösen Gedanken ... dann runzelst Du vielleicht die Stirn ... denkst Du einen Dir peinlichen Gedanken ... errötest Du ... denkst Du einen ängstlichen Gedanken ... wirst Du angespannt.

Aber Spannung kann nicht existieren, wenn Dein Geist ruhig ist ... wenn wir Gedanken der Angst ... mit den Gedanken von Ruhe und Frieden ersetzen ... wird

Immunschwäche I

unsere Anspannung sinken und unsere heilende Kraft und unsere inneren Selbstheilungskräfte werden stärker ... und stärker und arbeiten effektiver für uns.

Im Grunde sind wir, das was wir denken ... im Grunde bist Du das, was Du denkst.

Einer der wichtigsten medizinischen Erkenntnisse ist es, dass Stress und die inneren Konflikte das körpereigene Abwehrsystem schwächen, das dann nicht mehr in der Lage ist Krankheiten zu bekämpfen. Man darf dabei nicht vergessen, dass der Körper und der Geist ein einzigartiger aufeinander abgestimmter Organismus ist.

Wie das Sprichwort schon sagt: „Wir haben nichts zu fürchten, außer die Furcht selbst". Du hast nicht einmal Grund, eine lebensbedrohliche Krankheit fürchten, weil Du die Macht hast, alle Angriffe von außen oder von Innen gegen Deinen Körper abzulehnen, zu widerstehen und zu besiegen.

Die Verantwortung für Deine Gesundheit und Dein Wohlbefinden liegt in Dir. Du hast die Macht ruhig zu bleiben, solange Du und Dein Geist die

Immunschwäche I

Entschlossenheit dazu haben. Wir erzeugen jeder unsere eigenen Wunder, ... und wir erschaffen unseren eigenen Niedergang, ... und wie Du hier sitzt, ... völlig entspannt und in Frieden mit Deinem Körper, ... erkennst Du diese Wahrheit ... und diese Erkenntnis über Deinen gesunden Körper und Dein starkes unverwüstliches Immunsystem wird Dir immer klarer und klarer ... du hast keinen Grund angespannt zu sein, ... Angst oder Furcht zu empfinden, ... weil Du weißt, dass Krankheiten keine Chance in einem entspannten Körper mit einem starken Immunsystem haben.

Mit der Bildsprache, mit der wir bald arbeiten werden, wird Deine körperliche Gesundheit so stark und rein werden, wie sie einmal war ... und mit Deiner neuen Erkenntnis, dass Du keine Verwendung mehr für die unangenehmen Gefühle hast, die Spannungen und Ängste erzeugen, kann sich Dein Immunsystem nun komplett und kraftvoll auf die Heilung von Krankheiten konzentrieren.

Nun möchte ich Dich bitten den heilenden Schutzmantel auf Deiner Haut wieder zu spüren (*siehe*

„Heilender Tempel") ... und Du weißt dieser Schutzmantel hat Dich in der Vergangenheit beschützt und wird dies auch in Zukunft tun. Dieser Schutzmantel ist inzwischen ein fester Teil von Dir. Jedes Mal, wenn etwas Negatives von außen zu Dir durchdringen wollte, hat der Schutzmantel Dich davor geschützt und das Negative ist in 1000 Splitter wie an einem Felsen zerborsten und einfach zu Boden gefallen ... und das heilende Licht in Dir löst weiterhin alles Negative aus Dir heraus und löst auf, was nicht in Deinen Körper gehört ... alle negativen Gefühle wie Furcht, oder als Du ängstlich und angespannt warst, ... also all die negativen Gedanken, ... all das löst das kraftvolle heilende Licht aus Deinem Kopf ... das heilende Licht löst Negatives einfach in Deinem Körper auf oder baut es selbständig ab, ohne dass Dein Immunsystem Kraft aufbringen muss, oder Du verstehen musst, wie dies geschieht.

Dieses kraftvolle heilende Licht und Dein Schutzmantel bewachen und schützen Dich und Dein Immunsystem und lassen nie, nie mehr negative

Gedanken zu, die Dir oder Deinem kraftvollen Immunsystem schaden könnten, ... welches jede Sekunde in Dir aktiv ist, wachsam ist und Dich kraftvoll und rigoros beschützt.

Ich werde Dir nun zeigen, wie stark Deine Beschützer aus Licht, Deine Selbstheilungskräfte und Dein Unterbewusstsein sind. Stell Dir eine Krankheit bildhaft vor ... diese verwirrte und desorientiert Krankheit, vor der Du Angst hast oder die in Dir ein unangenehmes Gefühl hervorruft ... stelle Dir genau vor, wie die Krankheit versucht Angst und Leid in Deine Gedanken zu schmuggeln. Jetzt sehe, wie Deine Schutzschicht, das heilende Licht in Dir, Deine Selbstheilungskräfte und Dein Unterbewusstsein sich vereinigen und gemeinsam diesen Gedanken besiegen ... und sofort wieder bereit sind, über Dich zu wachen und Dich zu beschützen. Jedes Mal, wenn ein negativer Gedanke versucht aufzutauchen, jedes Mal, wenn ein negativer Gedanke in Hinblick auf eine Krankheit versucht in Dich einzudringen, weißt Du, dass diese Allianz aus Licht, Deinen Selbstheilungskräften, angeführt von

Deinem Unterbewusstsein, kämpfen und gewinnen wird ... jedes Mal! Ohne Ausnahme!

Nun lass diese tote Krankheit und den negativen Gedanken einfach liegen. Ich möchte nun, dass Du Dir vorstellst, wie das heilende kraftvolle Licht und Deine eigenen Selbstheilungskräfte unter der Führung Deines Unterbewusstseins diese tote Krankheit Zelle für Zelle auflösen ... Zelle für Zelle ... Zelle für Zelle ... und wie sich der Platz, den die Krankheit vorhin inne hatte, sich jetzt mehr und mehr mit Deinem heilenden inneren Licht füllt und wie die Stelle kühler und kühler wird und dabei immer mehr und mehr heilt. Mit dem heilenden Licht in Dir wird dieser Hohlraum mehr und mehr gefüllt ... von diesem kraftvollen heilenden Licht. Atme tief ein und doppelt so langsam wieder aus. Tief ein und doppelt so langsam wieder aus.

Du bemerkst, dass Du nirgendwo mehr angespannt bist und Angst keinen Platz mehr in Dir hat ... du spürst, dass Anspannung und Angst abklingen ... bei jedem Atemzug, ... immer mehr und mehr abklingen ... und sich Entspannung in Dir breit macht ... von Kopf bis zu den Füßen.

Das Gefühl der Hoffnung, Freude und Zuversicht hat diese negativen Gefühle der Angst ersetzt. Jeder Atemzug bringt Dich näher und näher in den Zustand der tiefen Entspannung und Zufriedenheit.

Jetzt, da Du völlig entspannt bist, werde ich Dir einige Suggestionen sagen, die eine sofortige Wirkung auf Deinen Körper, Deinen Geist und Deine Seele haben und tief in Deinem Unterbewusstsein gespeichert werden.

Eins ... jedes Mal, wenn ein negativer Gedanken wie Spannung, Angst oder Furcht versucht zu Dir zu kommen oder zu entstehen versucht, wird das heilende Licht diesen Gedanken automatisch und selbständig vernichten.

Zwei ... die starke und unbesiegbare Allianz aus heilendem Licht, Deinen eigenen Selbstheilungskräften und Deinem Unterbewusstsein ist, von diesem Augenblick an, ein fester Bestandteil von Dir und vernichtet jeden negativen Gedanken.

Drei ... jedes Mal, wenn ein negativer Gedanken

vernichtet wurde, werden die Reste davon vom heilenden Licht aufgelöst und er verschwindet.

Vier ... das kraftvolle, bunte heilende Licht entfernt nicht nur die toten, negative Gedanken, sondern es wird immerzu, bei jedem Ausatmen, den Schutzschild aus weißen Licht, der Dich umgibt, mehr und mehr stärken.

Fünf ... weil Du jetzt weißt, dass Du aus eigener Kraft und mit Hilfe des weißen Schutzmantels negative Gedanken von Dir weisen und ablehnen kannst, wirst Du mit dem Atemzug immer entspannter und entspannter. Deine Entspannung ist jetzt so vollständig, dass Du sie jetzt zu einem festen Bestandteil in Deinem Leben machen kannst.

Ich werde Dir ein paar Momente Stille lassen, damit diese Suggestionen ihre volle Wirkung auf Dich, Deinen Geist, Deinen Körper und Dein Unterbewusstsein haben werden.

Immunschwäche II

Der Klient soll vor der Hypnose sein Immunsystem und seine Krankheit zeichnen / malen oder wenigstens diese so bildhaft wie möglich beschreiben, damit Bilder vor seinem inneren Auge entstehen.
In dieser Wirkhypnose wird von Zellen und Chemotherapie gesprochen. Leicht kann dieses Skript auch auf andere Krankheiten adaptiert werden, die auf Viren oder Bakterien zurückzuführen sind. Die Wirkung des Skriptes ist enorm.

Du bist ruhig, fühlst Dich behütet und wohl.
Bei Deinem letzen Besuch sprachen wir über Deine Fähigkeit gegen negative Gedanken zu kämpfen und dem Beseitigen von Anspannungen und Entspannungen und wie Du das erreichen kannst.
Wie Du Dich bestimmt erinnerst, lassen Ängste, Furcht und Anspannung Dein Immunsystem zusammenbrechen, was zu Krankheiten und Leiden führen kann. Heute wirst Du lernen effektiv und

Immunschwäche II

dauerhaft eine bereits in Deinen Körper eingedrungene Krankheit wieder los zu werden und Deinen Körper von ihr zu befreien.

Durch eine bildhafte Vorstellung Deines Problems, wirst Du Deinem Unterbewusstsein mitteilen, wie es Dein Immunsystem stärkt, um gegen eindringende und eingedrungene Krankheiten kraftvoll kämpfen und siegen zu können.

Die Krankheit in Deinem Körper ist gegen das wieder erstarkte Immunsystem hilflos. Die Macht Deines Unterbewusstseins wird die Krankheit überwältigen und Du wirst all die kranken Zellen vernichten.

Ich möchte, dass Du Dir Deine Krankheit noch einmal vorstellst (... das Gemälde von Deiner Krankheit Dir vor Augen führst ...). Stelle Dir die Verwirrung, die Desorientierung der Zellen vor ... stell Dir ihre Schwäche vor ... visualisiere ihre Trägheit und die unorganisierte Form ... visualisiere ihre Angst und ihren furchtvollen Ausdruck ... das ist gut ... sehr gut.

Jetzt möchte ich, dass Du die aktuelle Behandlung, die Du von Deinem Arzt erhalten hast, visualisierst. Wenn

Du Medikamente einnimmst oder Chemotherapie bekommst, so stelle Dir die Medikamente oder die Chemotherapie als orange Flüssigkeit vor, die direkt zu Deiner Krankheit fließt und dort in die krankhaften Zellen eindringt ... und zwar nur dort ... eintauchen in Deinen Körper und Zellen angreifen ... sehr gut.

Visualisiere Dir, wie die Medikamente erfolgreich die erkrankten Zellen abtöten ... hunderte Zellen auf einmal ... wie die Zellen alle schrumpfen ... bis den erkrankten Zellen das Leben ausgehaucht ist und Deine weißen Blutkörperchen sicher und unberührt davon bleiben.

Stell Dir diese kranken ungewollten Zellen vor, wie sie vor Angst schrumpfen ... denn diese Zellen wissen, dass Dein kraftvolles Immunsystem viel, viel stärker ist als diese Zellen. Visualisiere Dir, wie Deine Medizin erfolgreich wirkt ... das ist richtig gut.

Jetzt möchte ich, dass Du Dir ein Bild von Deinem Immunsystem vorstellst (... oder das gemalte Bild vom Immunsystem vorstellst ...) ... so kraftvoll, aggressiv, erfolgreich und unbesiegbar. Stell Dir die ungebändigte Kraft vor, mit der Dein Immunsystem bereit ist Krankheiten anzugreifen und zu vernichten. Stell Dir nun vor, wie Dein Immunsystem auf eine, und nur auf eine, von diesen kranken Zellen zielt ... stell Dir diese eine schwache kleine Zelle vor ... siehst Du, wie verängstigt und orientierungslos sie ist ... wie schwierig es für sie ist sich wegen ihrer weichen Form und Trägheit zu bewegen und weg zu laufen ... schau Dir die Zelle an, mit ihrem Wissen, dass sie nun gleich von Deinem kraftvollen, rücksichtslos gegen Krankheiten agierenden und unschlagbaren Immunsystem, von Deinen weißen Blutkörperchen, die so stark und unschlagbar sind, angegriffen und vernichtet wird ... OK Attacke! Attackiere die kranke Zelle ... stell Dir Dein Immunsystem vor, zerstörerisch, kraftvoll, ohne Gnade oder Milde, rigoros, voller Energie und Power, wie es diese verängstigte kranke Zelle zerstört, ... wie diese Zelle in Stücke gerissen wird ... wie Dein Immunsystem sie zerfetzt.

Der Anzahl Deiner weißen Blutkörperchen in Deinem Körper sind keine Grenzen gesetzt und die kranken

Immunschwäche II

Zellen sind definitiv in der Unterzahl, ... daher kannst Du nicht verlieren, ... du hast Milliarden und Abermilliarden weißer Blutkörperchen in Reserve! Jetzt stell Dir die eben zerstörte Zelle vor und den Triumph in Dir... schau Dich um ... siehst Du die anderen kranken Zellen, wie sie sich fürchten und zittern wegen Deines erfolgreichen Angriffs? Diese kranken Zellen wissen nun, dass sie zerstört werden ... OK, nun nimm eine andere kranke Zelle aufs Korn .... überall siehst Du die weißen Blutkörperchen, die sich zum Angriff formieren und ... wie sie jetzt nach vorne stürmen, sie preschen auf die fokussierte Zelle und ... zerreißen diese, voller Energie, ... gnadenlos ... die kranke Zelle existiert nicht mehr, denn ihre weiche Hülle wurde von Deinem kraftvollen Immunsystem in 1000 Stücke zerfetzt ... und jetzt fokussierst Du eine andere kranke Zelle und ANGRIFF! Wieder eine schwache desorientierte verwirrte Zelle weniger! ... wieder in tausend Stücke zerfetzt ... eine schwache desorientierte verwirrte Krankheit, die keinen Nutzen bringt, hat in einem starken Körper, wie dem Deinen, nichts zu suchen .... raus damit .... zerstöre die Krankheit .... Attacke! .... gnadenlos angreifen ohne Unterlass .... zerfetze und zerstöre die kranken Zellen .... keine Gnade gegen diesen lächerlichen Brei, der nichts in Deinem Körper zu suchen hat.... Deine weißen Blutkörperchen greifen die erkrankten Zellen schreiend an „Keine Gnade mit Dir, kranke Zelle – ich freue mich Dich jetzt zu vernichten"... „Du bist nur klein, schwach und desorientiert. Und es gibt so viele, viele weitere weiße Blutkörperchen, wie ich eins bin – viel mehr als von Dir – Attacke!"

Gut, jetzt wirst Du in das Bild mit eingebunden. Ich möchte, dass Du Dich jetzt als weißen Ritter vorstellst, der sich seiner riesengroßen Armee weißer Zellen bewusst ist ... Du bist Dir Deinem starken Immunsystem bewusst ... Befehle geben ... den Angriff anführen.

Spüre den Hass gegen diese kranken Zellen ... ein Gefühl der Wut ... und stimme Dich und Dein weißes Gefolge, Deine weißen Blutkörperchen, darauf ein, die kranken Zellen zu zerhacken und in Stücke zu reißen ...

eine kranke Zelle nach der anderen zu zerhacken und in Stücke zu reißen ... eine kranke Zelle nach der anderen zerstören ... rigoros.

Befehle Deinen weißen Blutkörperchen ... bereite sie auf den Angriff vor und schreie ihnen „Attacke! Zerstören!" zu ... schneide die Zellen in Stücke... visualisiere Dein Schwert, wie es in jede der kranken Zellen eintaucht ... sei gnadenlos und rigoros und brutal ... sehe, wie Dein Schwert in die kranken Zellen eindringt, sie aufschlitzt voller Wut und Kraft, ... wie Du die Zellen zerfetzt, bis nur noch kleine Fragmente von den kranken Zellen übrig bleiben ... befehle Deinen weißen Blutkörperchen die Überreste der getöteten kranken Zellen zu entsorgen ... entsorge die Überreste über Deine Nieren oder Deinen Darm ... die unwillkommenen Zellen sind weg und werden nie wieder kommen ... attackiere und zerstöre eine kranke Zelle nach der anderen ... schreie Dich selbst dabei an „Ich hasse diese kranken Zellen ... ich töte alle diesen kranken Zellen ... ich hasse sie so stark ... alle diese Zellen sind tot ... tote Zellen, ... die nie wieder in meinen Körper eindringen!"

Jetzt, da Du die kranken Zellen bekämpft hast, möchte ich, dass Du Dir die heilenden Medikamente und die Nachsorge vorstellst, die Du von Deinem Arzt verschrieben bekommst ... stell Dir jetzt die orange heilende Medizin vor, die zusätzlich zu Deinen weißen Blutkörperchen, Deinen Kampf unterstützt ... neben Dir, Seite an Seite ... mit dem weißen Ritter ... der starke Anführer Deiner weißen Zellen ... sehe, wie die Medikamente und die weißen Zellen Seite an Seite kämpfen ... sehe, wie die Medizin die in die kranken Zellen eindringt und diese von innen her schwächt ... die kranken Zellen haben keine Chance ... gegen Deine Armee aus rigoros kämpfenden weißen Blutkörperchen, aus kraftvoll, heilender Medizin und Deiner starken Führung, dem heilenden Licht und Deinem Unterbewusstsein ... dagegen haben die erkrankten Zellen keine Chance.

Wunderbar, jetzt möchte ich, dass Du Deinen weißen Zellen befiehlst sich in Gruppen zu 50 Stück zu sammeln ... tausende von Gruppen von jeweils 50

Angreifern formieren sich für einen rücksichtslosen, herzlosen und gnadenlosen Angriff ... 50 gegen einen ... 50 Angreifer gegen eine desorientierte ängstliche kranke Zelle ... die erkrankten Zellen habe keine Chance ... jetzt ... gib den Befehl zum Angriff ... Angriff ... Angriff ... greife mit einer Gruppe bestehend aus 50 weißen, kraftvoll, gnadenlos kämpfenden Blutzellen jeweils nur eine kranke Zelle an ... zerstöre die kranken Zellen, reiß sie in Stücke, zerfetze sie ... super ... weiter... und die nächste Zelle und die nächste ... immer mehr und mehr kranke Zellen werden zerfetzt und zerstört ... Du machst das ganz, ganz toll.

Es ist jedes Mal ein Sieg für Dich und Deine weißen Blutkörperchen, wenn sie diese schwachen, verängstigten und rückgratlosen kranken Zellen angreifen und zerfetzen.

Jetzt stelle Dir Deine Krankheit vor, wie sie aussah, bevor Du hier her kamst, wie Dein Körper einst durch diese schwachen und unorganisierten Zellen ausgesehen hat, die eindringen konnten ... und vergleiche Deinen Körper mit dem jetzigen Zustand ...

sehe, wie gesund Dein Körper strahlt ... sehe, wie gesünder er ist ... vielleicht sogar frei von der Krankheit ... frei von all dem Chaos und den Störungen ... sehe die weißen kraftvollen Blutkörperchen voller Energie ... frei sich im ganzen Körper bewegend, ohne umständlich kranke Zellen zerstören oder zerfetzen zu müssen ... visualisiere das gesunde Blut, wie es durch Deinen Körper fließt ... gesundes Leben in jeder Pore, ... in jeder Ader, ... in jeder Vene, ... in jeder Arterie.... Du bist bester Gesundheit und Vitalität.

Nun, stell Dir Deinen Körper vor, in vollkommener Gesundheit, ... innerlich glühend ... leuchtend und strahlend vor lauter Vitalität und Gesundheit ... stell Dir vor, wie Du an einem weißen Strand ... geschmeidig wie ein Tiger läufst ... Du schlenderst an diesem schönen ruhigen Strand .... Dein Körper ist in perfekter harmonische Gesundheit.

Du bist komplett gesund, vollkommen im Einklang mit der Natur, wohl wissend, dass Dein Körper jede Art von menschlichem Leiden abwehren kann. Stell Dir genau vor, wie Du am Strand entlang gehst, wohl wissend, dass Du all Deine Ziele im Leben erreichen kannst ... erreicht durch eigene Anstrengungen ... spüren, wie stolz Du Dich fühlst .... wie schön ist es zu wissen, dass Du die Macht hast, das Leben für Dich arbeiten zu lassen ... fühle die starke Liebe zu Dir selbst ... stelle Dir vor, dass Du Alles erreicht hast, was Du jemals wolltest ... lass Dir Zeit, Dir das vorzustellen ... visualisiere Deine Leistung ... genieße das Leben in vollen Zügen!

Nun folgt eine ganz normale Ausleitung. Anschließend bekommt der Klient noch ein Werkzeug, wie er seine Krankheit selbst zu Hause bekämpfen und die Therapie unterstützen kann.

Jetzt ist es Zeit für Glückwünsche ... es ist an der Zeit, dass Du Dir zur Deiner eigenen Genesung gratulierst ... zu einer Genesung ... zu der Du selbst so viel beigetragen hast.

Wiederhole nun folgende Suggestion für Dich: „Ich fühle mich jeden Tag und in jeder Hinsicht immer besser und besser". Wiederhole dies ab jetzt 7mal täglich ... und wenn du diese Suggestion zu Dir sagst, fühle Dich gut, fröhlich, optimistisch und voller

Energie.

Jetzt werde ich Dir noch einige Suggestionen mitgeben, die eine vollständige und intensive Wirkung auf Deinen Körper, Dein Unterbewusstsein, Deinen Geist und Deine Seele haben werden.

Dies sind Übungen, die Du jeweils 15 Minuten pro Tag durchführen wirst. Du folgst dabei den sieben Schritten. Du stellst Dir Alles so genau wie nur möglich vor. Visualisiere die Bilder, fühle die Bilder, höre die Bilder, schmecke die Bilder. Dies übst Du jeden Tag, und zwar in der Reihenfolge, wie ich es Dir jetzt und hier sage:

1 – Visualisiere Deine Krankheit genau so, wie Du das Bild von ihr vorhin gemalt hast. Tue dies für 30 Sekunden.

2 - Visualisiere die medizinische Behandlung, die Du erhältst und sehe die Zerstörung der Ursache Deiner Krankheit. Diese Sitzung dauert ca. 75 Sekunden.

3 - Visualisiere Deine körpereigenen Heilkräfte, wie sie die Ursache Deiner Krankheit zerstören. Diese Heilkräfte sind Deine weißen Blutkörperchen. Dieser

Immunschwäche II

Punkt sollte etwa 8 Minuten dauern.

4 - Visualisiere die betroffenen Region(en), die bereits geheilt und wieder gesund sind. Diese Visualisierung sollte rund 75 Sekunden dauern.

5 - Visualisiere Dich bei bester Gesundheit. 75 Sekunden für diesen Zeitraum.

6 - Visualisiere Deine Lebensziele als erfüllt und ein gutes Selbst-Bild von Dir. Hierfür bitte auch 75 Sekunden.

7 - Glückwunsch für eine aktive Rolle in der eigenen Genesung. Sage Dir, Du fühlst Dich großartig. Pflege Dein positives Gefühl. Diese ist auch in 75 Sekunden erledigt.

Du machst dieses Programm der geführten Bilder bitte 3mal täglich. Es dauert nur 15 Minuten. Du wirst feststellen, dass Dein Körper sich jedes Mal in einem besseren gesundheitlichen Zustand befindet als vor der Sitzung ... voller Vitalität, voller Leben.

Berg der Veränderung

Der Berg verändert die Sicht auf Probleme im Leben, stärkt das Selbstbewusstsein und lässt den Klienten wieder Mut schöpfen. Der Klient erkennt wieder sein Ziel und wird dieses erreichen.

Der Berg, der Berg hat Dich über all die Jahre gerufen. Du warst in der Vergangenheit zu ängstlich, um den Berg zu besteigen. Es gab so viele Gründe und Ausreden in der Vergangenheit, weshalb Du den Berg nicht besteigen wolltest oder konntest. Du wolltest immer schon vom Gipfel des Berges den großartigsten Blick genießen, Alles sehen und alle Bilder mit Deinen Augen einfangen. Du wolltest etwas Anderes kennenlernen, als die Bergwiese, auf der Du stehst. Sie ist schön und sie ist Dir vertraut.

Es ist immer die gleiche Wiese, auf der sich immer die gleichen Menschen treffen und immer die gleichen Geschichten erzählen und immer das Gleiche tun. Und Du bist schon so lange hier ... über viele Tage, Monate und Jahre.

Berg der Veränderung

Du siehst den Berg, den Du besteigen wolltest und es kam immer diese unterschwellige Angst auf beim Gedanken daran ihn zu erklimmen ... obwohl Du Menschen hast glücklich herabsteigen sehen, hattest Du Dich nicht getraut die Entscheidung zu treffen und den ersten Schritt zu machen. Die anderen von oben sind jetzt glücklicher, freier, zufriedener, gesunder, sicherer und erfolgreicher mit einem positiven Leuchten in ihren Augen. Sie sind voller Energie, Kraft und Selbstbewusstsein, eins mit ihrem Körper, mit ihrer Seele und ihrem Geist.

Es könnte lange dauern den Berg zu besteigen oder zu erforschen und es kann auch eine lange Zeit dauern, den Berg verändert herabzusteigen. Es könnte eine lange Zeit dauern. Du erkennst an anderen Menschen, die ihr Ziel, den Berg zu besteigen, realisiert und hartnäckig verfolgt haben, und grübelst, welche Erfahrungen sie wohl machen durften.

Sie sind hartnäckig und erfolgreich. Sie haben es geschafft,... sie haben es geschafft den Berg zu bezwingen, früher oder später. Du hörst die

Geschichten derer, die den Berg bezwungen haben und Dein Gefühl sagt Dir, dass der Aufstieg bestimmt schwerer war als vermutet.

Denn Du hast all die Geschichten gehört, nachdem sie den schweren Aufstieg auf den Berg erfolgreich bewältigt hatten. - Du wusstest das schon vorher – intuitiv, dass es doch schwerer sein wird.

Von der Wiese aus kannst Du den hohen Gipfel des Berges erkennen, den Schnee, den weißen Schnee auf dem Gipfel und Du weißt, es gibt auf dem Gipfel eine Aussichtsplattform. Von der Aussichtsplattform kannst Du alles glasklar über Kilometer und Kilometer sehen und erkennen, was Dich umgibt. Doch die Aussichtsplattform ist auch so weit oben, und die Wiese hier unten war doch bisher ein wirklich schöner Platz.

Und da ist dieser Teil von Dir, der sich fragt: Warum? Warum sich mit dem Aufstieg abplagen? Aber dann realisierst Du das Warum: Dein Leben hat eine Bedeutung für Dich und andere, einen Zweck, eine Aufgabe, ein Ziel, Du hast Werte, die in Einklang mit

Deiner Aufgabe und mit Dir sind und die, die es nicht sind, änderst Du.

Und Du erkennst, dass, obwohl die Wiese, auf der Du stehst, wunderschön ist, Du immer wieder zum Berg hinaufsiehst. Und weil Du Dein Leben und Dein Schicksal in die Hand nehmen willst - Dein Schicksal - fällst Du eine Entscheidung - Deine erste Entscheidung - jetzt. Dann fragst Du Dich, was würde passieren, wenn Du hinfallen oder Dich verletzten würdest, oder wenn Du ausgepumpt vom Besteigen des Berges sein würdest. Du fragst Dich, ob das frustrierend sein könnte.

Dennoch weißt Du, dass das Besteigen Dein Leben verändern wird. Denn es hat das Leben all derer verändert, die mit der gleichen Aufgabe, die Du hast, unterwegs waren und den Gipfel bezwangen.

Aber Du könntest möglicherweise die Anstrengungen spüren. Die Anstrengungen beim Besteigen des Berges dürfen nicht unterschätzt werden. Die positive Erfahrung, die die anderen gemacht haben, ist auch nicht sicher. Du könntest auch den Berg hochklettern und dann einen Tag oder eine Woche, einen Monat, 6 Monate oder gar länger im Nebel festsitzen. Dann müsstest Du die Mission abbrechen und all Deine Anstrengungen wären umsonst gewesen. Das wäre frustrierend.

Nachdem Du die Idee, den unglaublichen Blick vom Gipfel des Berges genießen zu wollen, hattest, tat sich eine Liste vor Dir und Deinem Schicksal auf, um alles aufzuzeigen, was auf Deiner Mission schief gehen könnte. Diese Liste verhöhnte Dich und Dein Schicksal. Klarheit über Deine Aufgabe erhältst Du manchmal per Zufall und diese Klarheit benötigt oft viel Zeit. Und das was Du suchst wird es vielleicht gar nicht geben. Daher fragst Du Dich, weshalb Du nicht hier auf der schönen Wiese am Fuß des Berges hier unten bleiben solltest.

Es ist doch schön hier. Du schaust nach oben zum Berg und es wird Dir immer klarer, dass er Dich gerufen hat - über all die Jahre.

Ein Teil von Dir hat Angst und das ist auch gut so. Es geht für Dich um eine neue Erfahrung.

Es ist auch nicht unbedingt sicher hier auf der

Bergwiese zu stehen. Du schaust herunter ins Tal und vielleicht fühlst Du, dass Du fallen könntest, dass Du die Haftung zum Boden verlieren könntest, auf dem Du stehst. Du könntest hinfallen und Dich verletzten, wie damals, als Du zur Bergwiese aufgestiegen bist. Es passiert, gleich wo Du Dich befindest.

Und dann fragst Du Dich, was passieren würde, wenn Du vielleicht einfach Deine Augen auf den Gipfel richten würdest und nicht mehr nach unten schaust. Was würde passieren, wenn Du Dich auf dem Gipfel des Berges wie auf ein Ziel konzentrieren würdest. Ganz fest. Und was wäre, wenn Du einfach weitergehen würdest - zu Deinem Ziel hin.

Jetzt weißt Du auch, dass Du den Gipfel erreichst, wenn Du jeden Tag nur ein kleines Stück aufsteigst. Und dies macht Dir Mut. Denn Du wirst den Gipfel erreichen, da Du jetzt zu klettern beginnst, nur ein wenig – dafür jeden Tag.

Auch wenn Du hinfällst und ausrutschst. Du - Du kannst immer und immer wieder aufstehen, wie Du es in der Vergangenheit auch schon so oft gemacht hast.

Auch unter Schmerzen besteigst Du den Berg weiter. Denn Du hast Dich dafür entschieden. Es war Deine Entscheidung, den Berg zu besteigen und Dein Schicksal selbst in die Hand zu nehmen. Du hast entschieden, dass Du es schaffen wirst.

Es kann neblig sein und vielleicht siehst Du auch nichts mehr. Doch dann siehst Du auch nichts mehr von der Wiese, auf der Du Dich befindest. Es gibt hier unten keine Klarheit, keine Herausforderung. Es ist eine wunderschöne langweilige Alpenwiese, die weder Dich noch Deine Mission noch Dein Schicksal erfüllt. Die Wiese ist bedeutungslos.

Es gibt auch hier keine Klarheit. Hier auf der Wiese zu stehen unterscheidet sich also nicht vom Besteigen des Berges und der Möglichkeit dort in Nebel eingehüllt zu sein.

Du hast Dich entschieden. Eine Entscheidung zu treffen bedeutet, dass Du eine alte Gewohnheit beendest. Du hast diesmal eine Entscheidung getroffen, nur Du alleine. Du hast entschieden, es zu machen. Du fokussierst Deine Augen auf den Gipfel

Berg der Veränderung

und Du beginnst den Berg zu erklimmen - behutsam, behutsam und mit Gewissheit, dass Du ganz nach oben steigen wirst.

Jeder Mensch muss ab einem bestimmten Punkt im Leben, den gewohnten Pfad verlassen, um zu sehen, was weiter oben ist – So auch Du. Denn Du bist nicht hier her gekommen, um auf der Alpenwiese für immer zu sitzen und Dich zu langweilen ... ohne Herausforderung ... ohne Ziel.

Die Alpenwiese passt auf Dich in ihrer freundlichen sanften Art auf, ohne Dich herauszufordern. Sie erlaubt Dir den Berg zu sehen und sie zeigt Dir, dass es keinen Unterschied macht, ob Du den Berg besteigst, selbst wenn Du in Nebel gehüllt werden würdest. Daher hast Du jetzt entschieden, dass Du da hoch gehen wirst - ganz nach oben.

Du packst Deinen Rucksack mit allen Werkzeugen, und Utensilien, die Du Deinem Aufstieg, Deinem Abenteuer, benötigst. Du schnallst den Rucksack um und Du beginnst mit dem Aufstieg zu Deinem Ziel in Deiner Geschwindigkeit. Fokussiert auf Dein Ziel.

Manche Menschen gehen schneller, manche langsamer.

Wie Du erwartet hast, ist die Last Deines Rucksacks größer, als Du es gewohnt bist, und Du findest es schwer die Orientierung auf dem schmalen Wege zu behalten, der nur schemenhaft erkennbar ist, da er nicht häufig benutzt wird.

Denn die meisten Menschen bleiben auf der Wiese, weil es dort schön und warm und angenehm und sehr bequem ist – diese Menschen sind aber ohne Ziel … Du hast Dein Ziel.

Ein immer größer werdender Teil in Dir weiß jetzt, wenn Du Dich auf Dein Ziel konzentrierst, wirst Du den Berg erklimmen. Deine innere Landkarte zeigt Dir Deinen Weg und Dir ist bekannt, dass der Aufstieg einige Zeit in Anspruch nehmen könnte. Vielleicht dauert es auch länger als Du erwartet hattest, aber beim Aufsteigen bemerkst Du, dass dieser Aufstieg eine Herausforderung ist. Du realisierst, dass dies das Leben ist. Herausforderungen, Ziele, Bedeutungen. Das echte Leben.

Berg der Veränderung

Dein Rucksack wird immer schwerer und schwerer – Du beginnst mehr und mehr an Dich zu glauben und plötzlich genießt Du das Gewicht des Rucksacks, so als wäre es eine persönliche Herausforderung,... immer mehr und mehr glaubst Du an Dich. An Deinen Willen, an Deine Stärke, an Dein Selbstvertrauen. Wie eine Metapher, wenn Du möchtest, für Deinen ganzen Aufstieg. Und jetzt fängst Du an zu verstehen, dass dies das Leben ist.

Du glaubst an Dich selbst. Du merkst, wie das Gefühl der Sicherheit und des Selbstvertrauens in Dir emporsteigt – in jede Zelle Deines Körpers. Du erkennst, dass Du Alles in Dir trägst, Alles hast, um den Berg zu besteigen und um Alles erreichen zu können, was Du Dir vorstellst. Du selbst machst aus jeder Herausforderung ab sofort Dein persönliches Abenteuer.

Der erste Regen zieht auf. Es regnet heftig, richtig hart am Fuß des Berges, wo Du Dich noch befindest. Das einfache Zelt schützt Dich ein wenig vor dem Regen, gibt aber keinen Schutz vor der Kälte. Diese Kälte dringt tief in Deinen Körper und Du fragst Dich, ob es richtig war den Berg zu besteigen. Es regnet sicherlich nicht unten auf der Wiese und ganz sicher nicht dort, zu Hause, wo Du den Rucksack gepackt hattest.

Der Teil von Dir, der Zuversicht hat, und die ganze Bedeutung des Lebens für Dich erfahren möchte, der abenteuerlustige, selbstbewusste, selbstsichere Teil, entscheidet, dass es am nächsten Morgen früh Zeit sein wird, weiter nach oben zu gehen. Zeit weiter das Abenteuer zu erleben und weiter nach oben zu gehen. Der Regen prasselt immer weiter. Dir wird kalt, es ist nass und Du frierst und bist glücklich. Denn Du stellst Dich der Situation und nimmst diese Herausforderung an. Diese persönliche Herausforderung. Persönliche. Und Du schlingerst und rutschst über den Schlamm und das feuchte Gras, stolperst nach vorne. Plötzlich sackst Du weg und Du fällst auf Deinen Rücken und den Rucksack ... genau der Rucksack, der vorher so schwer war, ist der, der Dich jetzt beschützt.

Der Regen fällt in Dein Gesicht und jetzt verstehst Du - und aus irgendeinem Grund beginnst Du nun zu lachen. Du erkennst, dass dieses Abenteuer fast so ist, als hätte es Dir jemand extra, wie in einem Spiel, für Dich ausgebreitet. Der Schwierigkeitsgrad wurde nur leicht erhöht.

Du hast den nächsten „Level" wie in einem Spiel erreicht und Du lachst ganz laut und von ganzem Herzen. Niemand kann Dich sehen, und es ist der Situation eigentlich nicht angemessen, dass Du laut lachst, oder vielleicht doch? Du lachst herzhaft.

Du machst Dir nicht die Arbeit den Matsch von Deinem Rucksack zu kratzen. Du stehst auf, ziehst Dir den Rucksack wieder über, Du hast Schmerzen und Du gehst weiter. Du überwindest Dich selbst und den inneren Schweinehund.

Ein Teil von Dir fragt sich, wenn das Leben wie ein Spiel ist, mit Regeln und Grenzen und zufällig auftauchenden Abenteuern, die Dich hinfallen lassen können, die Charaktere modellieren und Zuversicht, Stärke, Herausforderungen und Lösungen hervorbringen und die Fähigkeit Deine Emotionen zu kontrollieren und zu lachen, obwohl Du eigentlich verletzt warst - und Du warst verletzt. Du fragst Dich, wie Du das Spiel gewinnen kannst, wenn es sich um ein Spiel handelt. Wenn das Leben ein Spiel ist - wie gewinnst Du das Spiel und wer wird das Spiel noch gewinnen - mit Dir? Und wer spielt noch mit?

Den ganzen Tag, während Du aufsteigst und der Regen Dir ins Gesicht peitscht, denkst Du über das Spiel des Lebens nach und Du gehst höher und höher. Plötzlich wird Dir klar, dass Du gewonnen hast, als Du die Bedeutung Deines Leben herausgefunden hast und Du weißt, dass Du Dir ab sofort Ziele festlegen und diese erreichen wirst,... Träume, die Du nicht nur träumst, sondern auch in die Tat umsetzt. Und auf einmal hört es auf zu regnen.

Dir gefällt es und Du lächelst. Die Sonne beginnt zu scheinen. Sie wärmt Deine Haut die Kleidung. Du fühlst Dich gut.

Wenn das Leben ein Spiel wäre oder ein Spiel ist, kannst Du es nur gewinnen, wenn Du von Dir aus Alles gibst und Dich voller Elan und ganzer Kraft einbringst. Erinnerst Du Dich noch an die alten Geschichten über die Talente, die Du hast? Benutze Deine Talente und Du wirst dafür belohnt, lässt Du sie verkümmern, wirst Du verlieren. Die Geschichte zeigt, dass jeder eine unterschiedliche Anzahl und Art von Talenten hat - Dies ist nicht fair, aber die Gewinner sind die, die ihre Talente nutzen, wodurch sich ihre Wirkung multipliziert. Und Du weißt, dass es Dinge gibt, die Du gut kannst und es Dinge gibt, die Du lernen kannst und auch gut darin wirst. Du kannst Dich sicher fühlen mit Deinem Wissen. Diese Fähigkeiten, die Du hast, erlauben es Dir sicher zu handeln und Dich sicher zu fühlen bei Deinem Weg auf die Spitze des Berges oder das Spiel des Lebens zu gewinnen.

Der Aufstieg geht gut voran und Du merkst, dass Du den Gipfel am Ende des Tages erreichen wirst. Du weißt jetzt, Du hast folgendes gelernt: Wenn Du an Dich glaubst, dann kannst Du nahezu Alles erreichen, wie z.B. den Berg erklimmen. Denn Du hast Alles (Ressourcen) in Dir. Wenn Du Dich auf Deine Ziele konzentrierst, sie im Auge behältst, wirst Du sie erreichen. Es ist ein Teil des Spiels, dass Du Deine Ziele erreichen wirst, wenn Du gewillt bist, das Spiel des Lebens zu spielen.

Hinfallen, ausrutschen, dreckig werden, sich verletzten, nass werden, müde werden und erschöpft sein sind Gefühle, die Dir zeigen, dass Du im Leben stehst und das Spiel gewinnen wirst. So geht das? Fragst Du Dich. Wenn Du weißt, dass es ein Spiel ist, dann kannst Du nach vorne gehen und spielen, immer den Gipfel anvisiert und die Landkarte in der Hand. Du weißt, dass Du ganz nach oben kommen wirst, auch wenn der Weg vielleicht schwerer sein wird als gedacht. Jeder kann etwas Einfaches machen und die Belohnung für etwas Einfaches ist nahezu nichts. Du unterscheidest Dich – Du kannst auch schwere, anstrengende Wege gehen.

Die Belohnung für den Glauben an Dich selbst und damit die Bedeutung des Lebens zu erleben und mit Zielen zielgerichtet zu leben, das Schicksal selbst in die Hand zu nehmen, dienen dazu, selbst zu leben – Du zu sein.

Nimm Herausforderungen an. Denn diese eröffnen Dir

neue und bisher unbekannte Wege wie auch diese Zielgerade - zum Gipfel des Berges.

Du stehst oben auf dem Gipfel und Du hast den atemberaubenden Blick, den Du jemals in Deinem Leben hattest - Unglaublich. Von hier kannst Du Alles sehen - In alle Richtungen.

In der einen Richtung siehst Du Antworten auf Fragen, die Du Dir noch nicht gestellt hast. In der anderen Richtung alle Fragen und deren Antworten, die Du bisher gestellt hast und auch Dein ganzes Wissen.

Wie Du so oben stehst, erkennst Du, dass Du alleine hier bist. Nur wenige Menschen siehst Du, die auch nach oben kommen wollen - kommen wollen, um zu sehen, was Du siehst. Nur ganz, ganz wenige Menschen kommen aber ganz nach oben, so wie Du!

Es ist ein wunderbares Gefühl für Dich zu erkennen, was Du geschafft hast und wovor andere Angst haben und auch Du Angst hattest. Du hast es geschafft. Du bist oben. Und daher siehst Du das Leben von hier oben. Du hast Dich Deiner Ängste gestellt und diese überwunden.

Berg der Veränderung

Erinnerst Du Dich noch, wie Du beim Aufstieg ausgerutscht bist, wie kalt es im Regen war? - Und nun? Jetzt fühlst Du die Leistung die Du vollbracht hast und den Stolz über diese Leistung. Der Stolz breitet sich wie eine Welle in Deinem ganzen Körper aus. Du hast weiter gemacht, Du hast es abgelehnt aufzugeben, Du bist erfolgreich. Andere haben aufgegeben, viele haben aufgegeben, nahezu alle haben aufgegeben - Du hast es geschafft, als Du Dich entschieden hast weiterzugehen und den Gipfel zu nehmen. Du wolltest von ganz oben diesen atemberaubenden Blick genießen und ganz weit bis zum Horizont schauen.

Und jetzt weißt Du, dass du all Deine Erfahrung und all Dein Wissen in der Gegenwart und in der Zukunft in Dein Leben einbringen kannst und Du weißt, dass Du Dein Ziel erreichen wirst, gleich welche und wie viele Hindernisse sich auch auftun werden. Denn Du wirst diese Hindernisse überwinden, um den Gipfel, also Dein Ziel, zu erreichen.

Du wirst immer sicherer und sicherer, immer

selbstbewusster und selbstbewusster und Du weißt, dass Du nahezu Alles erreichen kannst, was Du Dir vornimmst. Und diese Gewissheit verbreitet ein so gutes und schönes Gefühl in Dir. Diese Wärme durchströmt Deinen ganzen Körper und jetzt kannst Du Dich den Herausforderungen des Lebens jeden Tag stellen. Du entscheidest, dass Du heute oben auf dem Gipfel bleiben möchtest, um zu lernen. Hier gibt es so viel zu lernen. Morgen gehst Du wieder zurück, runter. Der Abschied vom Gipfel fällt Dir leicht. Denn Du weißt, dass Du jederzeit wieder kommen kannst. Und jedes Mal, wenn Du diesen oder einen anderen Berg bezwingst und Dich somit der Aufgabe des Lebens erneut stellst, wird es einfacher und einfacher den Gipfel zu besteigen.

Wenn Du gleich wieder in das Hier und Jetzt zurückkommst, wirst Du die Sicherheit und das Selbstbewusstsein haben jedes Ziel, dass Du Dir vorstellen kannst, zu erreichen.

Nichtraucher

Wichtig: Vorher den Raucher fragen, wie alt er werden möchte – Diese Suggestion ist nicht für alle Klienten gleichermaßen geeignet.

Du hast Dich dazu entschieden diese schreckliche Last und Angewohnheit des Rauchens aufzugeben. In der Vergangenheit hast Du auf Gedeih und Verderb dieser schlechten Gewohnheit nachgeeifert. Vielleicht bist Du hier, weil Du bemerkt hast, dass es schwerer wurde eine Erkältung einfach abzuschütteln oder weil Du extrem kurzatmig wurdest, oder weil Du gemerkt hast, wie ein Raucher stinkt, wie Du und Dein Atem stinken. Es besteht nun keine Notwendigkeit mehr sich dafür zu schämen. Das Zeug, die Zigaretten, die ekelhaft riechen, stinken und furchtbar schmecken, sind von nun an kein Teil mehr von Dir.

Du hast Dich dazu entschieden, Dich selbst mit Gesundheit zu belohnen und Du wirst Dich ab SOFORT damit belohnen.

Du hörst nur noch meine Stimme und die

Hintergrundmusik. Bei jedem Wort meiner Stimme und bei jedem Takt der Melodie sinkst Du tiefer und tiefer in diese wunderbare Entspannung. Wenn Gedanken aufkommen, lasse sie einfach beim nächsten Ausatmen weiterziehen … weit, weit weg von hier in ein anderes Land in eine andere Zeit.

Natürlich weißt Du, dass Rauchen den Alterungsprozess des Körpers beschleunigt. Rauchen raubt Deiner Haut und Deinen Haaren und Deinem Körper Sauerstoff und Nährstoffe, so dass Du alt und grau und stumpf aussiehst … Du willst das nicht mehr! Gelbe Zähne, gelbe stinkende Finger, Linien über der Oberlippe, der Geruch und der Gestank von Rauch, der Dich wie ein böser gemeiner Schatten verfolgt hatte, bis heute … heute hast Du die Entscheidung getroffen, dass Du ab JETZT wieder normal atmest und das Rauchen ab HEUTE beendest.

Stelle Dir noch einmal diesen Gestank eines kalten Aschenbechers vor, wie Du ihn von zu Hause kennst. Rieche den Gestank. Hole jetzt tief Luft und stelle Dir vor, wie Du an einem kalten, überquellenden

Aschenbecher riechst. Bemerke, wie es Dir immer schlechter und schlechter dabei wird. Du willst das nicht mehr! Du lässt diesen Gestank von vollen, kalten Aschenbechern ab sofort hinter Dir.

Rieche jetzt an Deinen stinkenden Fingern. Führe sie an Deine Nase und nimm einen tiefen Atemzug. Rieche, wie die Finger stinken ... und Deine Finger stinken, so wie Dein ganzer Körper stinkt ... Du willst das nicht mehr!

Stell Dir nun vor, Du musst einen Raucher küssen, der so stinkt, wie Du selbst stinkst, und dessen Haut so übel riecht wie die Deine. Dieser ekelhafte Geruch auf der Haut, das bleiche, fahle Gesicht, das stumpfe Haar ... jetzt nähert sich der Raucher mit dem stinkenden, ekelerregenden Atem ... immer näher und näher kommt er / sie mit seinem / ihrem Gesicht. Stell es Dir genau vor. Rieche den Gestank, rieche den Atem.

Der Geruch von feuchten übelriechenden Schweißperlen dringt in Deine Nase. Die toten, ausdruckslosen und gelb schimmernden Augen mit den grauen Pupillen ... die gelben, zitternden, unsicheren Lippen, der stinkende Mund ... der immer näher kommt und sich langsam öffnet ... Du siehst deutlich die gelben kaputten, angefressenen Zähne ... das rote und entzündete Zahnfleisch ... die schwarzen Zahnhälse ... die Zahnlücken ... es ekelt Dich einfach nur an ... der Atem, der stinkende Atem, vermischt mit dem Geruch von Pfefferminzpastillen ... der Atem, der so nach Verwesung und Friedhof stinkt, nach Tod, nach verfaultem Fleisch ... nach Zigaretten ... am liebsten würdest Du zurückweichen, doch das geht nicht ... spüre jetzt ganz genau, wie es Dir übel und schlecht wird ... total übel und schlecht ... es wird Dir nun ganz klar, was Dein Partner in der Vergangenheit durchgemacht hat, als er / sie Dich küssen musste ... und wie stark er / sie sich überwunden musste, Dich zu küssen und wie schwer es ihm / ihr wohl bisher gefallen sein musste sich nicht zu übergeben. Für Deinen Partner / Partnerin war jeder Kuss, als würde er / sie einen Aschenbecher auslecken! Deinen Partner/in hat es angeekelt Dich zu küssen! Du willst das nicht mehr! Du willst, dass Dich Dein Partner aus Emotion und aus Liebe küsst.

Du hast gesagt, dass Du _____ Jahre alt werden möchtest. Damit Du dieses Alter erreichen kannst, musst Du JETZT anfangen Verantwortung zu übernehmen, für Deine Gesundheit und die Gesundheit derer, deren Luft Du mit Gift und Deinem dreckigen Rauch verpestet hast. Denn Du kannst mit Leichtigkeit aufhören zu Rauchen ... JETZT ... und Du kannst diese Verantwortung übernehmen ... JETZT ... schließlich ist das Leben zum Leben da ... mit Leichtigkeit hörst Du jetzt mit dem Rauchen auf. Denn Rauchen ist Dir ab sofort völlig egal und gleichgültig. Mit dem Rauchen von Zigaretten belastest Du unter anderem mit folgenden Stoffen Deinen Körper: Ammoniak ... Ammoniak nutzt Du normalerweise um Deine Kloschüssel zu reinigen. Keime und Urin werden damit aus dem WC entfernt ... Ich weiß, dass Du diesen starken Geruch kennst. Stell Dir diesen Geruch vor ... von Ammoniak ... ganz genau vor ... hol tief Luft und rieche den beißenden Gestank von Ammoniak. Benzin ist dafür da, dass Du Dein Auto damit betankst und es nicht in Deinen Körper füllst. Formaldehyd wird für die Einbalsamierung der Toten verwendet ... aber du bist noch nicht tot. Diesen giftigen Cocktail aus dem ganzen Zeug hattest Du eifrig und immer und immer wieder mit dem Rauch Deiner Zigaretten in Deinen Körper reingezogen, mit jeder Kippe ... tief reingezogen ... ganz tief.

Teerablagerungen überziehen Deine röchelnden Atemwege ... Deine Luftröhre ... Deine Bronchien ... Deine Lunge. Kohlenmonoxid tötet, wenn es eingeatmet wird. Als Du noch Raucher warst, hast Du viele, viele Dinge getötet ... in Dir ... Du hattest das Zeug bewusst eingeatmet ... am liebsten würde ich sagen, dass Du das nicht gemacht hast, aber Du musst zugeben, dass Du Dir das Alles selbst angetan hast. Jeder weiß und Du weißt es, dass Du töricht warst. Du bist auf die Lüge hereingefallen, dass Rauchen dabei hilft sich zu entspannen ... und hilft es? Die Lüge, dass Rauchen Stress abbaut, dass Rauchen eine soziale Komponente hat ... eine Lüge, ... dass man mehr Selbstvertrauen durch Rauchen bekommst ... eine

Lüge, ... dass man besser und klarer denken kann ... eine Lüge. Das Einzige, was klar ist, ist, dass Rauchen nichts von dem für Dich tut – Du hast Dich selbst belogen und wurdest belogen und betrogen. Immer wieder hattest Du Dir eingeredet, dass Du in der Vergangenheit Rauchen musstest, und Du hast eine Kippe, für lächerliche 25 Cent, über Deine Freiheit und Gesundheit gestellt ... Stunde für Stunde ... Tag für Tag ... Woche für Woche ... Jahr für Jahr ... Dir war Deine Freiheit weniger wert als 25 Cent, die eine Kippe kostet. Du warst Dir weniger wert als 25 Cent. Es war Dir wichtiger die Kippe zu rauchen. Du hattest Dich zum Sklaven der Kippen gemacht. Wie ein Sklave auf einer Galeere warst Du, angekettet, gebeugt, gebrochen ... spüre genau die Ketten, die Dir die Zigaretten umgelegt haben. Spüre die schweren Metallschellen an Deinen Handgelenken und Knöcheln, mit denen Du festgebunden bist ... spüre ganz intensiv, wie Du Dich nicht mehr bewegen kannst, weil Du schwer angekettet bist von diesen Kippen ... Du kannst Dich nicht mehr bewegen ... Deine

Beine und Deine Arme sind schwer und völlig unbeweglich ... und fest ... angekettet eben ... schwer ... schwere Ketten ... unbeweglich ... unbewegliche Arme ... unbewegliche Beine ... Deine Kontrolle über Deine Bewegungsfreiheit über Deine Arme und Beine ist weg ... spüre, wie Du angekettet bist ... lass das Gefühl in Dir hochkommen ... versuche Deine Arme oder Beine zu bewegen. Es wird Dir nicht gelingen ... denn sie sind schwer ... Du bist angekettet an den schweren Ketten der Zigarettenindustrie, die Dich versklavt hat.

Doch diese Zeiten sind vorbei. Du bist Nichtraucher und Du weißt, dass Du wertvoller bist als dieser Dreck. Jetzt ist die Zeit, um ehrlich mit Deiner selbstsüchtigen Ignoranz umzugehen ... Deiner eigenen Gesundheit wegen und Deinem Leben und dem Leben anderer, die auf Dich bauen. Ich weiß, dass Du weißt, dass Rauchen schädlich für Dich ist.

Du kannst ab sofort auch ohne zu Rauchen leben. Dies zu wissen, dass Du auch ohne zu Rauchen leben kannst, entspannt Dich und lässt Dich tiefer und tiefer in diesen wunderbaren Zustand der Entspannung

Nichtraucher

sinken ... und ich bin neugierig, wie Du es bisher geschafft hast es zu verleugnen, dass Rauchen Krebs und andere schlimme Krankheiten hervorrufen kann? Ein Raucher hat ein 50% höheres Krebsrisiko. Krebs verursacht Leid, Schmerz und Verlust. Krebs dringt in den Körper ein und breitet sich dort aus. Wie würdest Du Dich fühlen, müsstest Du Deiner Familie (Namen des Partners, Name der Kinder nennen), sagen, dass Du alle Warnungen ignoriert hast, ihr Flehen in den Wind geschlagen hast und leider die Möglichkeit besteht, dass Du sie früher als erwartet verlassen musst? Stell Dir genau die Tränen und die traurigen Augen der Menschen vor. Stell Dir genau die Tränen vor, die rotgeweinten Augen, voller Tränen und Einsamkeit, Hilflosigkeit ... stell es Dir genau vor ... rieche die Tränen ... fühle die Gefühle der anderen ... und fühle, wie schlecht es Dir dabei geht ... spüre, wie sich Dein Magen zusammenzieht.

Es ist recht egoistisch zu denken, dass die Menschen, ... die sich auf Dich verlassen .... und von deren Leben Du ein Teil bist, Dir vergeben werden, ... für das, ... was

Du Dir und ihnen angetan hast ... spüre das schlechte Gewissen und die Schuld ... ganz tief in Dir drin ... spüre diese Schuld und das schlechte Gewissen ... spüre, wie es sich langsam in Dir ausbreitet ... mehr und mehr ... und Du weißt, dass Du dieses Gefühl nie wieder spüren willst.

Solltest Du jemals wieder eine Zigarette sehen ... wirst Du sofort von Deinem Unbewussten daran erinnert, dass Du Nichtraucher bist.

Dein Unterbewusstsein lässt Dich sofort husten, mit Schwindel reagieren, solltest Du jemals wieder eine Zigarette in die Hand nehmen ... Deine Kehle wird anfangen zu brennen und Du wirst Dich übergeben müssen, ... denn es wird Dir allein beim Gedanken an den Gestank von diesem Rauch und bei der Vorstellung der rotgeweinten Augen Deiner Familie / Deines Partners / Deiner Kinder so schlecht, dass sich Dein Magen zusammenzieht ... und Du Dich unweigerlich übergeben musst.

Du hattest einen inneren Kampf in Dir heraufbeschworen. Doch jetzt ist überall Frieden und

Nichtraucher

Du fühlst Dich frei ... mit dem Rauchen aufzuhören ist kein Kampf mehr für Dich. Denn Du hast schon gewonnen ... und jetzt kannst Du Deine Beine und Deine Arme wieder bewegen. Du bist kein Sklave der Kippen mehr ... Du hast den Kampf gewonnen.

Ich werde jetzt für 2 Minuten still sein, während Du die Zeit damit zubringst Dir alle vergangenen Situationen vorzustellen, in denen Du früher geraucht hattest ... und Dich jetzt in diesen Situationen ohne Zigaretten siehst. Es ist einfach. Schau, wie einfach und natürlich dieses Verhalten ist, welches Du beobachtest ... Du ohne Zigarette ... sauber, ohne zu stinken ... wie neu geboren.

Das nächste Mal, wenn Du meine Stimme hörst, ist Dein Wandel zum Nichtraucher vollzogen ... Du bist dann Nichtraucher.

(1 bis 2 Minuten Stille)

Deine Wandlung ist jetzt vollzogen. Du bist Nichtraucher und Du bist sicherlich schon gespannt, wie sich der Unterschied anfühlt ... fühle nun den Unterschied ... ein Nichtraucher zu sein ... spüre diesen

Nichtraucher

Stolz in Dir endlich Nichtraucher zu sein. Du bist JETZT Nichtraucher, Du bist frei ... Du bist kein Sklave der Kippen mehr ... und mit jedem Tag ohne Zigarette festigt sich diese Wandlung, die ab jetzt mit jedem Atemzug frischer Luft immer stärker und stärker wird. Hole jetzt ganz tief Luft, halte die Luft kurz an und atme die Luft doppelt so langsam wieder aus. Schaue, wie tief Du jetzt schon atmen kannst.

Und Du stellst fest, dass Dein Blutdruck und Dein Puls sich Tag für Tag verbessern und auf für Dich gesunde Werte gehen werden ... immer besser wird Dein Blutdruck und Dein Puls ... und morgen hat sich auch der Sauerstoffgehalt in Deinem Körper reguliert! Kohlenmonoxid und Nikotin werden aus Dir gelöst und in den nächsten zwei Tagen für immer aus Deinem Körper verschwunden sein.

In den nächsten drei Tagen wirst Du merken, wie Du leichter atmen kannst ... Dein Blut leichter durch Deine Adern fließen kann ... dass Du mehr Energie hast ... ich weiß, dass es Dir ganz leicht fallen wird auf das Rauchen für die nächsten 9 Monate und länger zu verzichten ... Du spürst deutlich die Vorteile der verbesserten Lebensqualität, ...die leichtere Atmung und die starke Reinigung Deiner Lunge. Du spürst dieses tolle Gefühl und Du weißt, dass Du ab sofort Nichtraucher bist. Du fühlst Dich sicher als Nichtraucher.

Mit all Deiner neu gewonnen Energie genießt Du die Vorteile als freier Mensch, als Nichtraucher ... Du genießt die frische Luft und Aktivitäten im Freien (mit Deiner Familie). Du bist Dir bewusst, dass Du mit jedem Atemzug Gesundheit und Gutes in Dir aufnimmst ... Deine Haut sieht von Tag zu Tag immer glatter und lebendiger ... die Blässe Deiner Haut verschwindet und wird durch eine gesunde Farbe ersetzt ... die Haare werden glänzender und glänzender ... bei jedem Atemzug ... Du wirst immer attraktiver ... immer selbstbewusster ... bei jedem Atemzug.

Ein Gefühl von Freiheit breitet sich überall in Deinem Körper aus, überall in Deinem Körper vom Kopf bis zu den Füßen ... und dieses wunderbare Gefühl lässt Dich

immer ruhiger und entspannter werden ... Du weißt, dass das Rauchen ein falscher, verlogener und fieser Freund von Dir war ... Rauchen hat nur dazu gedient, dass Du krank, gestresst und angekettet warst ... Du bist endlich frei in der Entscheidung gesund zu leben! Du ersetzt ab sofort das Rauchen mit anderen Aktivitäten, die gesund für Dich sind, um länger für Deine Familie / Kinder / Partner am Leben zu bleiben. Du wirst den Drang haben, Dich sportlich zu betätigen, mehr spazieren zu gehen, mehr mit Deinen Liebsten unternehmen ... stelle Dir jetzt ganz genau das Leuchten in den Augen Deiner Familie / Kinder / Partner vor, wenn Du nach Hause gehst und ihnen sagst, dass Du ab JETZT ohne Rauchen leben wirst ... stell es Dir genau vor ... schau in die leuchtenden Augen Deiner Kinder / Deines Partners, die voller Freude sind, so wie an Weihnachten ... siehe die Dankbarkeit in ihren Augen, dass Du ab sofort Nichtraucher bist ... spüre diese uneingeschränkte und wahre Liebe, die Dir entgegengebracht wird.
Und denke nur ... wie viel besser Du ab sofort schlafen

kannst ohne die Abhängigkeit von Zigaretten. Du schläfst ab sofort tief und fest ... jede Nacht mit dem guten Gefühl endlich Nichtraucher zu sein.

Du erkennst, wie Du auf einmal wieder riechen kannst ... Dinge riechen und schmecken kannst, von denen Du nicht mehr wusstest, wie sie riechen. Ein wahres Geruchsfeuerwerk kommt auf. Du kannst Alles riechen ... bis ins kleinste Detail ... alle auch noch so sanften und zarten Düfte um Dich herum ... alles kannst Du von nun an wieder riechen ... Du kannst Dich auch wieder konzentrieren ... auf Deine Aufgaben, ... auf Deine Ziele und auf Dein Leben konzentrieren ... Deine Gedanken sind nicht mehr von diesem Nebel und Nikotin getrübt, sondern klar und frisch ... voller Energie und Tatendrang. Du hast ab sofort großes Verlangen Dein Leben gesund zu führen ... Du bist voller Zuversicht ... voller Selbstbewusstsein ... voller Stolz, es endlich geschafft zu haben.

Mit all dem Wissen kannst Du Dich auch in die Gesellschaft von Rauchern begeben ... Du empfindest Mitleid mit ihnen ... Rauchen ist für Dich völlig

Nichtraucher

gleichgültig und Rauch von anderen ist für Dich wie Nebel aus Wassertropfen ... die anderen tun Dir leid. Denn Du weißt, dass Du Dein Essen beenden kannst, ohne den Druck zu haben eine rauchen zu müssen ... Du kannst arbeiten, ohne den Stress zu haben eine rauchen zu müssen ... Du weißt, dass Du überall hingehen kannst, egal wie lange ohne eine rauchen zu müssen.

Du bist ab JETZT Nicht-Raucher.

Dein Körper wird mit Hilfe Deines Unterbewusstseins dafür sorgen, dass es Dir besonders leicht fällt nicht mehr zu rauchen und Nichtraucher zu sein. Ganz leicht wird es Dir fallen nicht mehr zu rauchen. Du wirst Dein Gewicht halten und kein Verlangen mehr mach Zigaretten haben. Denn Rauchen ist Dir ab sofort völlig gleichgültig und egal.

Gewichtsreduktion

Vor der Hypnose ist der Klient zu fragen, bis wann er wie viel Kilogramm abnehmen möchte und was sein Traumgewicht ist. Die Wirkhypnose ist, wie jede Wirkhypnose, an den Klienten anzupassen. Hatte er schon einmal das Traumgewicht, so kann man z.B. die Erinnerung an dieses Traumgewicht leicht mit einbauen. Fragen Sie den Klienten auch, wovor er sich am meisten ekelt bzw. was er niemals im Mund haben möchte und bauen Sie diese Vorstellung davon entsprechend ein.

Du hast eine gute und positive Entscheidung getroffen, damit Du einen schlanken, gesunden und attraktiven Körper bekommst, den Du Dir schon immer gewünscht hast. Ich werde Dich dabei unterstützen, damit Du für immer Dein Wunschgewicht halten kannst. Diese starke Unterstützung wird sich dabei tief in Deinem Unterbewusstsein verankern und permanent in Dir aktiv bleiben und zu einem festen Bestandteil jeder Zelle Deines Gehirns und Deines Körpers werden. Du wirst überrascht sein und staunen, wie effektiv diese Unterstützung ist und wie stark sie

Gewichtsreduktion

zum Bestandteil Deines täglichen Lebens wird, Du bekommst ein völlig neues Denkmuster, neue Gedanken, eine völlig andere Einstellung zum Essen und zum Sport, damit Du eine noch attraktivere und noch erfolgreichere Person wirst.

Es ist eine völlig andere Methode, als die, die Du bisher kennengelernt hast. Du hast schon den ersten Schritt in die richtige Richtung gemacht, um einen gesunden und attraktiven Körper zu bekommen. Du hast Dich für die Hypnose als positive Methode entschieden. Denn Hypnose ist eine große Hilfe, um mit den ständig wechselnden emotionalen Reaktionen auf Lebensmittel und Essen umgehen zu können. Du erkennst, dass diese Methode ein neuer positiver Ansatz ist – ein für Dich neuer positiver Ansatz, um Dein Traumgewicht von ____ KG zu erreichen. Vielleicht wirst Du zum ersten Mal in Deinem Leben etwas wirklich verändern und eine wirklich positive Einstellung gegenüber Lebensmitteln und Essen bekommen. Du wirst dauerhaft eine positive Veränderung Deiner Essgewohnheiten feststellen. Von nun an wirst Du nur noch so viel Essen, wie es für Deinen Körper gut ist, genauso, wie Du nur so viel Wasser trinkst, wie Du benötigst. Anstatt Deinen Appetit zu bekämpfen, ihn als Feind zu behandeln, der immer mehr und mehr Aufmerksamkeit bedarf, nimmst Du Deinen Appetit als Deinen Freund an. Schlanke Menschen haben Hunger. Attraktive Menschen haben Hunger. Diese Menschen sehen in Hunger einen Freund, und keinen Feind.

Mit Hilfe des Hungers und der Nahrung wird der Energiehaushalt eines Körpers gedeckt und jetzt machen wir hier Deinen Hunger, Deinen Appetit, zu Deinem Freund.

In der Vergangenheit hattest Du immer nur die erste Hälfte des Befehls Deines Appetits umgesetzt: „Esse, esse! Ich bin hungrig". Jetzt aber, da Appetit Dein Freund ist, hörst Du auch den anderen Teil, den guten Rat, den Dir der Hunger mitteilt. Wenn Dir Dein Hunger sagt „Ich bin hungrig", dann iss. Wenn das erste Hungergefühl verschwunden ist, dann sagt Dir Dein Freund, der Appetit, „Ich bin zufrieden" und Du hörst

Gewichtsreduktion

automatisch und augenblicklich auf zu essen. Du hörst also auf zu essen, bevor dieses Gefühl in Dir hochkommt Dich mal wieder grob „überfressen" zu haben und es Dir deshalb schlecht wird ... spüre dieses Gefühl ganz deutlich, mal wieder viel zuviel gegessen zu haben ... spüre auch, wie schlecht es Dir nun wird ... schwer liegt Dir das zu viele Essen im Magen ... so schwer ... dass Du Dich am liebsten übergeben möchtest, um Dich zu erleichtern ... dieses Gefühl mal wieder viel zu viel gegessen zu haben, dieses Gefühl, dass Du Dich deshalb übergeben möchtest ... spüre es ganz tief in Dir drin, das schlechte Gewissen ... und jetzt stelle Dir das ganze Zeug vor, dass Du zuviel in der Vergangenheit gegessen hattest ... stell Dir den Berg von all den Lebensmitteln und Getränken vor ... stell Dir vor, wie dieser Berg in der Sonne steht und all das Fett und Zucker anfängt zu schmelzen ... stelle Dir vor wie dieses Brühe aus Fett und Zucker von der Sonne aus den Lebensmitteln herausgelöst wird und jetzt zu Tale fließt ... vielleicht siehst Du auch Maden / Spinnen / Kakerlaken / Nacktschnecken, die sich in dem Strom des Fettes und des Zuckers laben ... schau Dir genau den Berg an ... schau den ekelhaft stinkenden Strom aus geschmolzenen Fett und Zucker an ... das ranzig stinkende Fett durchmischt von dem weißen Industriezucker ... braune und weiße Streifen aus Schokolade ... und überall dieses ekelhaften Maden / Spinnen / Kakerlaken / Nacktschnecken ... und jetzt stell Dir vor, Du müsstest das ganze Zeug, Alles, was du da siehst, mit den Maden / Spinnen / Kakerlaken / Nacktschnecken essen ... stell es Dir genau vor ... und spüre die Bewegungen der Insekten in Deinem Mund ... und es wird Dir dabei so schlecht, dass es Dir schwer fällt, Dich nicht zu übergeben ... stell Dir die Situation genau vor, rieche das Fett und den Zucker ... hol jetzt einen tiefen Atemzug und rieche dieses ranzige Fett ... spüre den Ekel und den Geschmack in Deinem Mund, wenn Du jetzt diesen Berg anfängst zu essen, so wie früher ... und dieses schlechte Gefühl und den Ekel möchtest Du niemals wieder haben.

In der Vergangenheit hattest Du nicht wirklich aufgepasst auf das, was Dir Dein Appetit Alles mitgeteilt hatte, denn Dein Essverhalten war von Emotionen anstatt durch echten Hunger angetrieben. Es ist wichtig und richtig zu essen, wenn Dein Appetit Dir sagt „Ich bin hungrig" ... Du hattest aber gegessen, obwohl Du nicht hungrig warst und Dein Körper eigentlich kein Bedürfnis nach Nahrung hatte.

Du hattest nur gegessen, um Emotionen und niedere Gelüste zu befriedigen, oder um Dich selbst zu belohnen. Du hattest dem Appetit überhaupt keine Aufmerksamkeit gezollt, als er sagte „Danke, ich bin fertig. Ich bin zufrieden. Hör auf zu essen." Du hattest nicht darauf geachtet.

Du brauchst Deinen Appetit nicht abzutöten oder ihn in all den ungesunden Lebensmitteln zu ersticken. Der Appetit ist Dein Freund, er braucht Stärkung. Dein Appetit ist Dein Freund. Achte ab jetzt jedes Mal auf den Rat Deines neuen Freundes – achte auf Deine Körperempfindungen. Und wenn Du nicht auf Deinen neuen Freund hörst, arbeitest Du mehr und mehr gegen Deinen eigenen Körper. Spüre, wie Dein Körper sich gegen diesen Angriff wehrt, wenn Du nicht auf

Deinen neuen Freund hörst. Spüre dies ganz genau, wie unwohl Du Dich jetzt fühlst, wenn Du gegen Deinen Körper arbeitest!

Doch Du hast entschieden, dass Du ab sofort auf Deinen Körper hören möchtest, sonst würdest Du mir jetzt nicht zuhören und Dein schlechtes Gefühl verschwindet sofort.

Es ist wichtig, dass Du Energie, die Du im Leben benötigst, in Deinen Energiespeicher speicherst, damit Du diese bei Bedarf sofort abrufen kannst. Daher brauchst Du auch keine Pläne für irgendeine Diät. Du musst so viel Energie vorrätig haben, damit Du die Aufgaben Deines Lebens bewältigen kannst. Machst Du hingegen Diät, aktiviert sich der Selbsterhaltungstrieb in Dir und kann Alles verderben. Daher wirst Du von nun an Gewohnheiten entwickeln, die Dir helfen, Dein Traumgewicht zu erreichen und die Dir helfen nur so viel Energie aufzunehmen, damit Du gesund bleibst.

Schlanke Menschen essen, was sie wollen, Alles, was sie wollen. Schlanke und attraktive Menschen kämpfen nicht gegen den Hunger. Sie sagen „Ich esse Alles, was ich will und ich weiß, dass ich kein Gramm zunehmen werde".

Stell Dir nun vor, wie Du schon eine schlanke und attraktive Person bist. So schlank und attraktiv, wie Du es sein möchtest, mit Deinem Traumgewicht von ____ KG. Vielleicht siehst Du Dich jetzt in einem Spiegel oder in einem Bild an Deiner Wohnzimmerwand. Sehe Dich so, wie Du Dich haben möchtest: Schlank und attraktiv. Und auch Du wirst Dir ab sofort das sagen, was sich alle schlanken und attraktiven Menschen sagen „Ich esse Alles, was ich will, und ich weiß, dass ich kein Gramm zunehmen werde".

Übergewicht ist in erster Linie ein emotionales Problem. Du wirst Dich ab sofort so verhalten, dass Du nur das, was Dein Körper braucht, essen wirst. Du wirst Deinem Appetit aufmerksam zuhören. Deinem Appetit, dem Du Dich anvertraust. Und immer leichter wirst Du auf die Zeichen Deines Körpers hören und sie immer besser verstehen. Nach jedem Bissen, den Du schluckst, wirst Du auf Deinen Appetit hören. Wenn Dir

Gewichtsreduktion

Dein Freund, der Appetit, sagt, dass Du aufhören sollst zu essen, dann wirst Du das Essen sofort beenden. Denn Du weißt, dass Dich jeder weitere Happen von Deinem Traumgewicht abhält und weiter entfernt. Besonders am Anfang, wenn die Pfunde nur langsam purzeln, dauert es vielleicht ein wenig, bis Du Deinen Körper völlig verstehen wirst.

Dein Körper wird mit Hilfe Deines Unterbewusstseins Deinen Stoffwechsel anregen und das überschüssige Fett in Deinen Fettzellen wird gelöst und verbrannt. Du wirst Dich dabei schlank, gesund und attraktiv fühlen. Du fühlst Dich in jeder Hinsicht wunderbar, stolz und frei.
Genieße dieses entspannte Gefühl endlich die Zügel über Dein Gewicht selbst in der Hand zu haben ... und diese Entspannung führt dazu, dass Du einen schlanken, gesunden, attraktiven Körper und einen entspannten Geist hast. Der alte Drang nach zuviel Nahrung ist jetzt vollständig aus Dir gelöscht.
Jedes Mail, wenn Du in die Versuchung kommen

Gewichtsreduktion

solltest, dass Du etwas isst oder trinkst, von dem Du weißt, dass es falsch ist, wirst Du „NEIN" zu Dir sagen. Denn Du willst Dich endlich mit Deinem schlanken Körper belohnen, der Dir wichtiger ist als dieses falsche Essen. Du wirst schlanker und schlanker und sexier und sexier werden ... selbstbewusster und selbstbewusster ... aktiver und aktiver ... Du wirst immer attraktiver und attraktiver werden, wenn Du auf Deinen Freund, den Appetit, hörst und nur so viel isst, wie Du benötigst.

Dein Ziel ist es von nun an attraktiv und schlank zu werden. Dauerhaft. Ziel ist es nicht einfach nur Gewicht zu verlieren ... Dein Ziel ist es Gewicht zu verlieren und schlanker und attraktiver zu werden und dann das Gewicht zu halten. Diese Reduktion ist so ausgelegt, dass Du all Dein Fett verlieren wirst und zu einer schlanken, lebensfrohen Person voller Tatendrang werden wirst. Einfach und bequem wirst Du all das Fett verlieren. Du wirst ein komplett neuer Mensch werden, ein schlanker neuer Mensch mit einem neuen Essverhalten. Dein Essverhalten wird sich von nun an ändern und Du wirst nur noch so viel Essen, damit Du Dein physiologisches Bedürfnis nach Nahrung befriedigst. In der Vergangenheit hast Du mehr in Dich hineingestopft, als Dein Körper benötigte. Diese extra Portion Energie in den ungesunden und zuviel gegessenen Lebensmitteln wurde in Form von Fett gespeichert. Damit Du Gewicht verlieren kannst, muss dieses Fett in Dir wieder verbrannt werden. Dein Unterbewusstsein wird ab sofort Deinen Energiebedarf Deines Körpers mit dem Fett in Deinem Körper decken und das Fett verbrennen. Du isst weniger, als Du wirklich benötigst, solange, bis Du schlank bist und all das innere Fett verbrannt und abgebaut ist. Danach isst Du nur noch so viel, wie Dein Körper pro Tag benötigt. Dein Appetit wird Dir dann sagen, wann Du aufhören sollst.

Du gewöhnst Dich jeden Tag daran immer weniger und weniger zu essen und dabei die Fettreserven abzubauen. Du isst weniger als in der Vergangenheit. Fühle, wie Dein Körper jetzt schon anfängt die

Gewichtsreduktion

Fettzellen in Deinem Körper zu suchen und zu finden. Deine Essgewohnheiten ändern sich von nun an ... und je nachdem, wie viel Sport Du treibst, werden Deine Essgewohnheiten variieren. Du verbrennst immer mehr Fett und verlierst immer mehr an Gewicht. Immer mehr körpereigenes Fett findest und verbrennst Du so lange, bis Du zufrieden mit Deiner Figur bist, bis Du noch ___ KG wiegst.

Fett enthält eine sehr große Menge gespeicherter Energie. Verbrennst Du nur wenig von dem Fett, dann verlierst Du nur wenig an Gewicht pro Tag. Die Natur hat lange gebraucht, um Deine Fettreserven anzulegen, so dass Deine Gewichtsabnahme auch schrittweise durchgeführt werden muss. Es spielt letztendlich keine Rolle, wie lange es wirklich dauert, bis Du Dein Traumgewicht mit Deiner schlanken Figur erreichst, wichtig ist, dass die Gewichtsabnahme kontinuierlich ist, um dauerhaft Bestand zu haben. Dies geht besonders gut, wenn Du Deine Gedanken und Deine Emotionen in Hinblick auf Deine

Essgewohnheiten ordnest und für immer veränderst. Das Abnehmen von 1/2 KG – 1 KG pro Woche ist ideal. Wenn Dein Übergewicht verschwunden ist, fühlst Du Dich froh, stolz und frei in Deiner Haut. Du bist ein neuer Mensch, der wie ein Schmetterling so leicht aus einem Kokon, der mit Fett gepolstert war, in seine neue Figur herausschlüpft ist, in Deine Traumfigur mit ____ KG. Fühle, wie sich Dein neuer Körper anfühlt, wie leicht er ist, wie viel Energie Du auf einmal hast, wie Du Dich leicht bewegen kannst, wie Du wieder leicht atmen kannst, wie Du wieder selbstbewusst und selbstsicher bist.

Lasse nun die Bilder, die vor Dir entstehen, über die neuen Essgewohnheiten und das Fett, dass es zu verbrennen gilt, und Deiner neuen Figur und die damit verbundenen positiven Eigenschaften in Dein Unterbewusstsein sinken. Stell Dich in Deiner neuen Figur genau vor ... vor Deinem inneren Auge ... stell Dir Dein neues Aussehen vor ... sieh Dich nun in Deiner neuen Figur ... stell Dir vor, wie Dein Freund, der Appetit, sich Dir mitteilt ... wie er mit Dir spricht ... stell

Gewichtsreduktion

Dir die gesunden Lebensmittel vor, die Du von nun an magst, das Gemüse, die Salate und das Obst, ... es gibt viel, viel neues um Dich herum ... es wird für Dich immer genug zu Essen da sein ... Du wirst niemals Hunger leiden ... es gibt überall reichlich Essen ... mit all diesen leichten Lebensmitteln, die Dir zur Verfügung stehen ... Du brauchst diese Lebensmittel nicht zu speichern ... es gibt sie ausreichend, immer und überall ... überall gibt es viel gesundes Essen ... es gibt ausreichend von dem, was Dein Körper braucht ... Du wirst nie wieder Essen speichern müssen.

Von nun an wirst Du nur noch das essen, was Dein Körper wirklich braucht, um den Energiebedarf für einen Tag zu decken. Alles darüber hinaus würde wieder in Fettpolstern gespeichert. Für Dich ist das Speichern von Fett und Zucker genauso unsinnig, als wenn Du einem Pferd Schuhe anziehen würdest.

Fett und Zucker belasten Dein Herz und Deinen Organismus ... Fett und Zucker ruinieren und verkürzen Dein Leben. Es gibt reichlich Essen um Dich herum ... Du brauchst die Energie und das Fett nicht für schlechtere Zeiten zu speichern.

Es gibt in Deinem Gehirn ein kleines Gebiet, das die Fettmenge in Deinem Körper reguliert und steuert. Dieses kleine Gebiet befindet sich im Hypothalamus, der von Deinem Unterbewusstsein kontrolliert und gesteuert wird. Dein Unterbewusstsein wird Dich daher ab sofort unterstützen, damit Du Dein Traumgewicht von ____ KG erreichen wirst. Dein Unterbewusstsein übernimmt ab sofort die Kontrolle über Deinen Appetit und die Lagerung von Lebensmitteln in Form von Fett und über den Abbau von Fett.

Dein Unterbewusstsein ändert ab sofort Deinen Stoffwechsel, sodass Du am _____ (*Datum*) Dein Traumgewicht von _____ KG erreichen wirst. Diese großen Fetteinlagerungen in den Fettzellen werden rausgelöst, Fettzellen daran gehindert, dass sie wieder Fett aufnehmen können ... Du und Dein Unterbewusstsein wollen diesen hässlichen und fetten Speicher nicht mehr haben. Fett ist ungesund für

Gewichtsreduktion

Deinen Körper und stellt eine Belastung für ihn dar. Du hast dies erkannt und mit Hilfe Deines Unterbewusstseins wirst Du diese unnötigen Fettreserven auflösen. Dein Körper wandelt Fett in Energie um und verbrennt es. Dein Körper baut das Fett ab und scheidet es aus. Weg mit diesem Fett ... durch den Darm und weg damit ... im Urin und weg damit ... weg mit dem Fett auf alle nur erdenklichen, gesunden Wege. Das Fett wird mehr und mehr abgebaut, und bald kannst Du schon in einem, und dann an weiteren Fellpolstern erkennen, wie sie schmelzen und wie Du das Fett in Energie umwandelst oder ausscheidest. Die Fettkügelchen beginnen jetzt die Fettzellen zu verlassen und werden verbrannt oder ausgeschieden.

Du wirst von nun an die gespeicherten Fette zur Energieversorgung nutzen. So, wie Du weniger und weniger Kalorien zur Dir nimmst, werden diese überschüssigen Depots mehr und mehr abgebaut. Du brauchst dieses fette Zeug, dieses süße unnütze Zeug nicht mehr zu essen und niemand kann Dich

Gewichtsreduktion

zwingen es zu tun ... denn Du willst dieses ungesunde Zeug gar nicht mehr essen. Denn Du weißt, dass es gleich wieder in die Fettzellen eingelagert wird. Du wirst von nun an kein Fett mehr speichern, nie wieder. Du willst dieses Fett nicht anhäufen und speichern. Die Speicherzellen sind für immer verschwunden. Die Speicherzellen waren lästig und schädlich für Dich. Du entledigst Dich der Speicherzellen wie ein Heißluftballon überschüssigen Ballast abwirft, um leichter zu werden. Du musst keinen Ballast mehr aufnehmen. Du brauchst diesen Ballast nicht mehr. Du isst von nun an kleine Portionen pro Mahlzeit, bis all die gespeicherte Energie aus Deinen Reserven abgebaut wurde. All diese Reserven in den hässlichen ungewünschten Fettzellen. Von diesem Moment an wirst Du weniger essen. Du wirst Dich mehr und mehr bewegen und bewegen können, so geschickt und geschmeidig wie ein Tiger und so kraftvoll wie ein Löwe. Du wirst einen inneren Drang verspüren Dich zu bewegen und sportlich zu betätigen. Du hast keine Lust mehr auf all das ungesunde und fette und süße

Gewichtsreduktion

Essen. Dieses Essen ist Dir vollkommen gleichgültig. Viel lieber isst Du eine kleine Portion an Obst und Gemüse und Salaten zu Deinen Mahlzeiten, ganz kleine Portionen. Wenn all Deine Fettreserven abgebaut sind, wirst Du vernünftig essen bis ans Ende Deines Lebens.

Sehe Dich, Deinen Traumkörper, wie in einem Film, wie in einem Kino, an. Dein Unterbewusstsein passt Deinen Stoffwechsel an. Und nun schau Dich an, wie Du schlanker und schlanker wirst. Lass das Wohlbefinden, das Du jetzt spürst, Deinen ganzen Körper erfassen. Diesen Stolz immer schlanker und immer schlanker zu werden. Schau Dich in Deinem Traumkörper in Deinem Film genau an. Spüre den Stolz, den Du fühlst, Dich in Deinem Film zu sehen. Es kommt Dir jetzt so vor, als würdest Du in diesen Film selbst reingehen, in die Leinwand, in den Film, ... Du bist jetzt in Deiner Traumfigur, Du bist hineingeschlüpft in Deinen Film und gleichzeitig siehst Du Dich auf der Leinwand. Spüre, wie gut Du Dich fühlst ... schau, wie gut Du aussiehst ... in Deiner Kleidung, die Du schon lange

Gewichtsreduktion

nicht mehr anziehen konntest. Fühle und spüre Dich in Deinem Traumkörper ... sehe, wie Du in Deinem Film leicht wie eine Feder über die grüne Wiese / den warmen Strand schlenderst ... geschmeidig wie ein Tiger. Du bist super glücklich und stolz auf Dich, Dein Traumgewicht in Deinem Film erreicht zu haben.

Du weißt, dass Du Deine Traumfigur erreichen wirst. Daher wirst Du ab sofort klares, frisches Wasser trinken, wenn Du Hunger hast, statt zu viel und falsch zu essen wie in der Vergangenheit. Du hast gesehen, wie Du Dich geschmeidig in Deinem Film, in Deinem Traumkörper, bewegen kannst ... daher wirst Du Dich von nun an sportlich betätigen. Vielleicht möchtest Du mit dem Walken oder dem Schwimmen anfangen oder Dich vielleicht in einem Fitness-Studio anmelden, um mehr Sport zu betreiben. Du willst mehr Sport machen. Denn Du weißt, dass Du mit jeder Bewegung mehr und mehr Gewicht verlieren und Dich Deiner Traumfigur nähern wirst.

Alle diese Dinge werden Dir helfen Stunde für Stunde, Tag für Tag, Woche für Woche und Monat für Monat schlanker und schlanker zu werden, mehr und mehr Gewicht zu verlieren und eine tolle Figur zu bekommen, wie Du sie Dir so wünschst. Dein ganzes Übergewicht beginnt jetzt in diesem Augenblick zu schmelzen. Langsam fängt das zu viele Fett zu schmelzen an, ohne Dich jedoch gesundheitlich zu beeinträchtigen. Immer mehr und mehr Fett schmilzt und immer mehr verschwindet Dein Übergewicht. Das überschüssige Fett wird natürlich auf natürliche Art aus Deinem Körper ausgeschieden.

Du hast jeden Tag die Gewissheit, dass Du Deine Essgewohnheiten unter Kontrolle hast ... Du kontrollierst Dein Essverhalten ... jeden Tag ... Du hast die Kontrolle über Dein Verlangen und hörst immer mehr und deutlicher Deinen Appetit und Du hörst immer deutlicher Deine innere Stimme ... Deine Stimme in Deinem Körper. Stell Dir nun genau die einzelnen Schritte vor, die Du ab jetzt unternehmen willst und wirst ... stelle Dir genau den Weg vor, den Du gehen wirst und stell Dir vor, wie Du immer schlanker und sexier wirst ... immer attraktiver und mobiler.

Beim nächsten Ausatmen wirst Du Dich mehr und mehr entspannen. Alles, was Du Dir vornimmst und alle Bilder und alle guten Gefühle prägen sich jetzt ganz tief in Deinem Unterbewusstsein ein und bleiben dort immer aktiv. Alles, was Du Dir vornimmst, wirkt jetzt auf Dein Unterbewusstsein und Deinen Geist und Deinen Körper. Dein Unterbewusstsein korrigiert die Einstellungen Deines Hypothalamus, die Parameter Deines Hypothalamus, um den Stoffwechsel und die Abläufe in Deinem Körper zu ändern, damit Du Dein Ziel erreichst. Dein Appetit reduziert sich und das überschüssig gespeicherte Fett wird durch die natürliche und gesunde Ausscheidung wie auch über das Verbrennen der gespeicherten Energie mehr und mehr abgebaut. Das zu viele schädliche Fett wird abgebaut und schmilzt mehr und mehr weg.